치매 예방을 위한

오늘도 재밌는 뇌운동

매 일 컬러링
스티커 붙이기

숨은그림찾기
현대민화 가

도서출판 큰그림

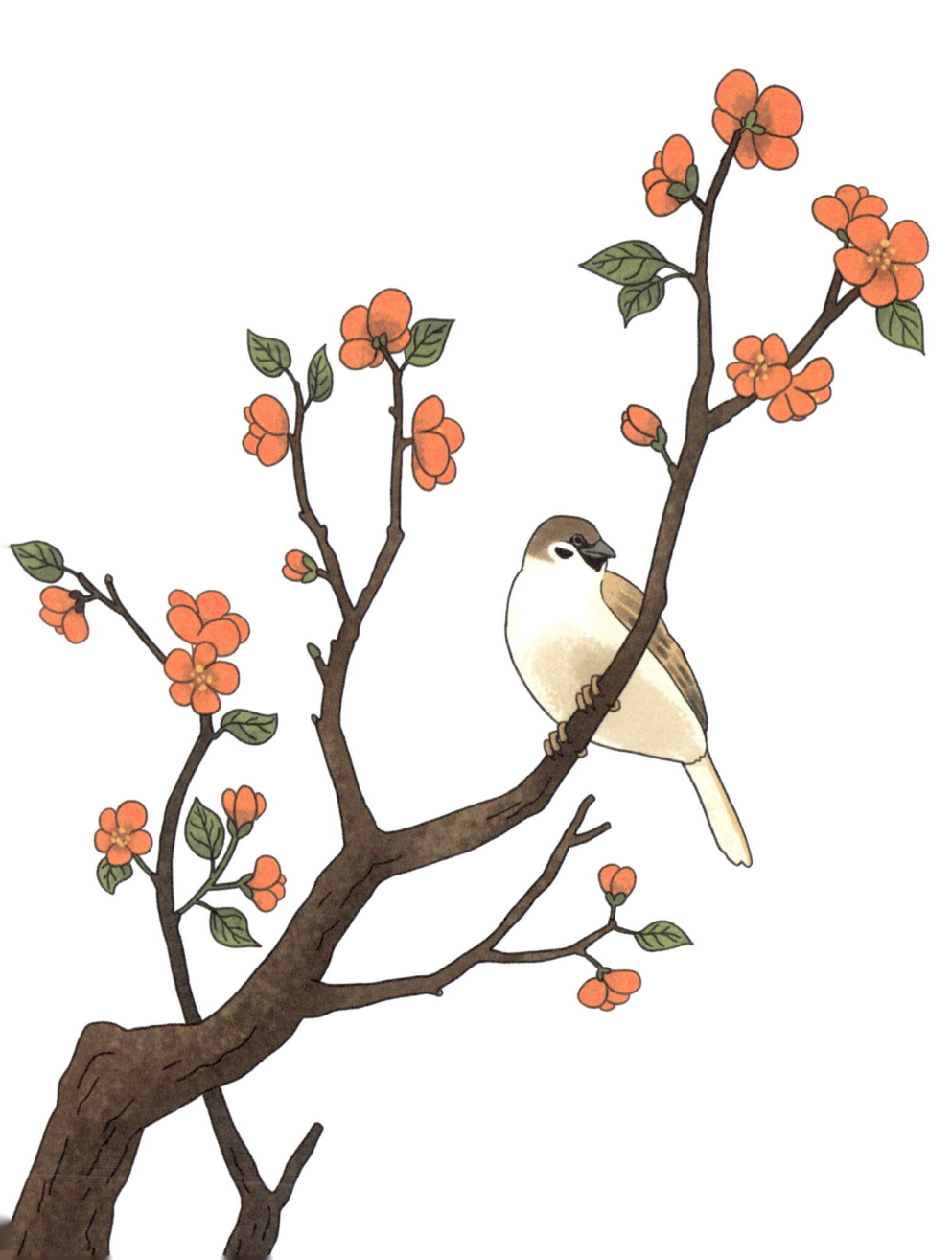

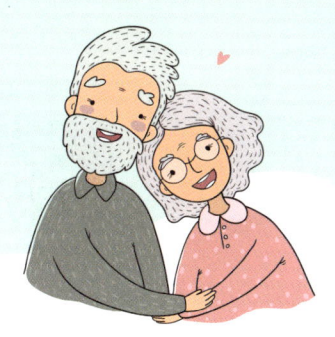

　우리나라 75세 이상의 인구 중 평균 4개 이상의 만성질환을 갖고 있는 분들이 많습니다. 노인의 경우 통증과 피로감으로 걱정이 많기 때문에 신체증상장애(정신 활동, 심리 상태와 관련하여 발생하게 되는 신체 증세)가 흔히 일어날 수도 있습니다. 그리고 치매, 요실금, 영양 실조, 수면장애 등 여러 질병에 노출될 수도 있습니다.

　지금은 100세 시대입니다. 조금 더 건강한 삶을 살 수 있도록 매일 아침 가벼운 운동인 '보훈공단이 알려주는 치매 예방을 위한 **5분 건강체조**'로 몸을 깨워 주세요.

　그리고 「**오늘도 재밌는 뇌운동**」으로 매일 쉽고 재밌는 문제도 풀고 숨은 그림도 찾으면서 두뇌를 움직여 주세요. 건강을 유지하는 방법은 여러 가지가 있겠지만, 위와 같은 꾸준한 움직임은 여러분 몸에 도움을 줄 수 있습니다.

큰그림 편집부 올림

보훈공단이 알려주는 치매 예방을 위한 5분 건강체조로 하루를 시작하세요.

❶ 팔 운동

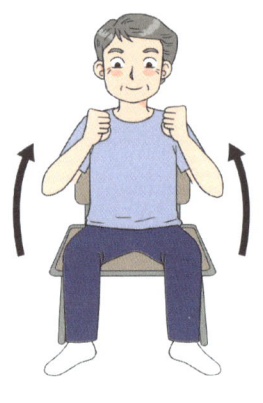

❷ 다리 운동

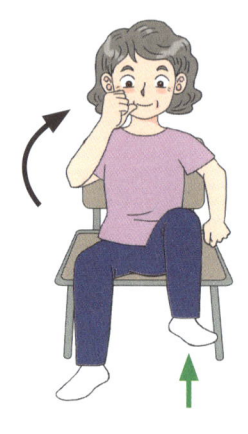

❸ 옆구리 운동

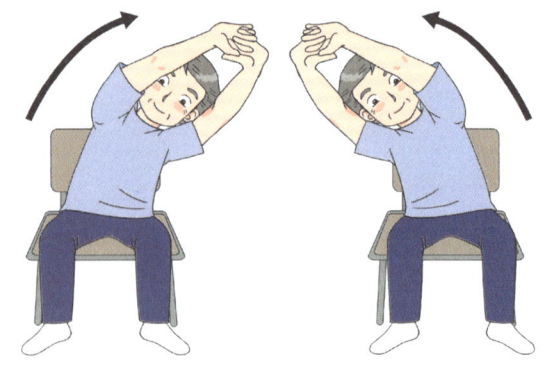

❹ 허리 운동

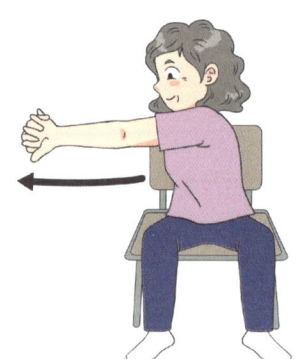
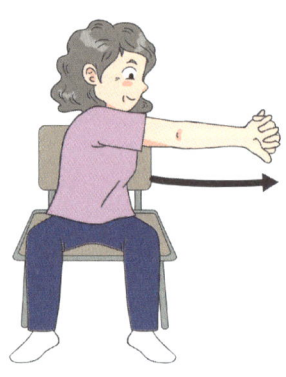

❺ 어깨 운동

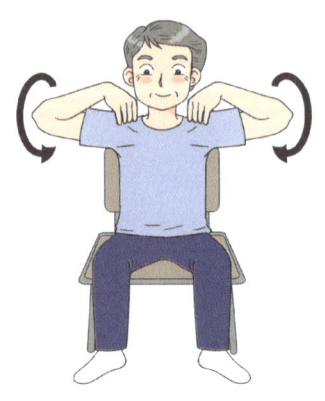

❻ 목 운동

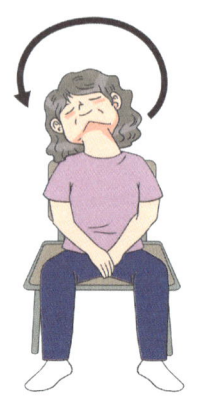
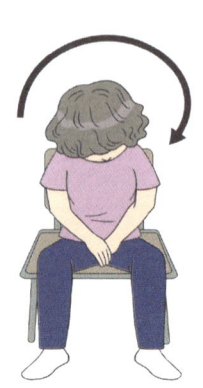

❼ 배치기

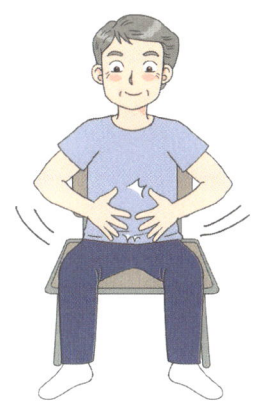

❽ 발박수

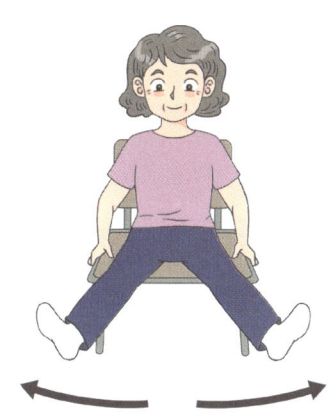 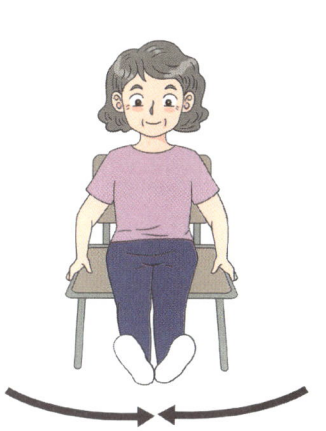

❾ 발장구치기

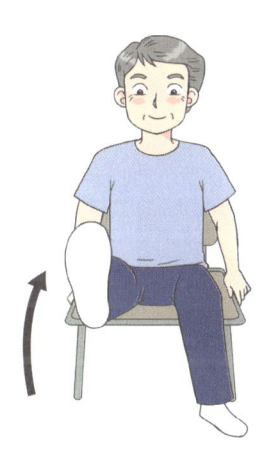 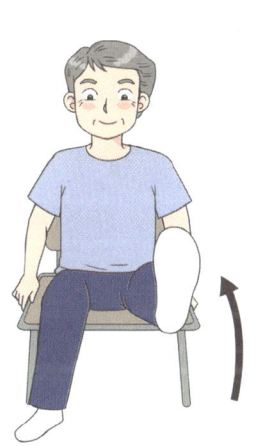

❿ 기지개켜기

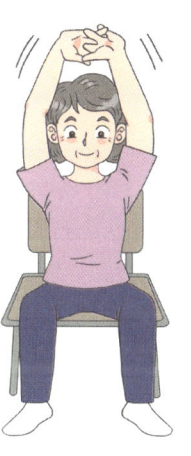

⓫ 손가락 운동

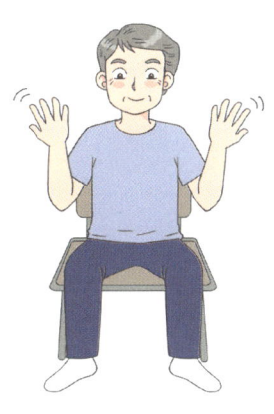 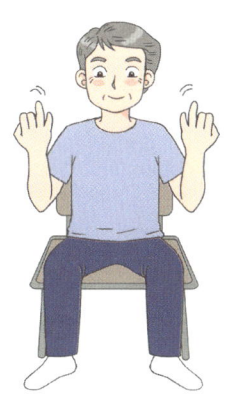

⓬ 숨쉬기 운동

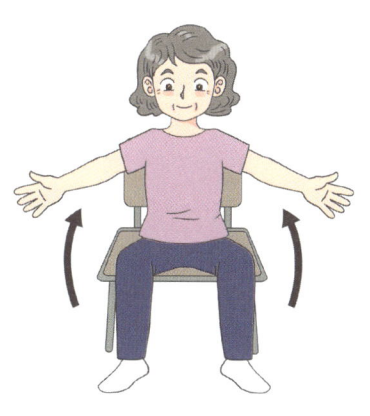 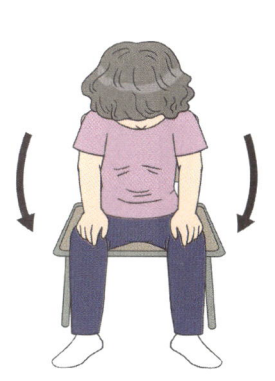

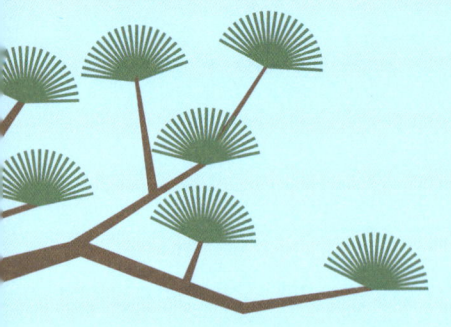

차례

매일 5분 건강체조 ··· 4
01 스티커 붙이기 ··· 8
02 숨은그림찾기 현대민화 ··· 12
03 스티커 붙이기 ··· 16
04 숨은그림찾기 현대민화 ··· 20
05 스티커 붙이기 ··· 24
06 숨은그림찾기 현대민화 ··· 28
07 스티커 붙이기 ··· 32
08 숨은그림찾기 현대민화 ··· 36
09 스티커 붙이기 ··· 40
10 숨은그림찾기 현대민화 ··· 44
11 스티커 붙이기 ··· 48
12 숨은그림찾기 현대민화 ··· 52
13 스티커 붙이기 ··· 56
14 숨은그림찾기 현대민화 ··· 60
15 스티커 붙이기 ··· 64
16 숨은그림찾기 현대민화 ··· 68
17 스티커 붙이기 ··· 72
18 숨은그림찾기 현대민화 ··· 76
19 스티커 붙이기 ··· 80
20 숨은그림찾기 현대민화 ··· 84
정답 ··· 90
스티커 ··· 113

※ 색연필과 연필을 준비해 주세요.

※ 「스티커 붙이기」 코너에서는 책 뒤에서 같은 숫자가 적힌 색깔 스티커를 준비한 후 알맞은 도형을 찾아 칸에 붙여 주면 완성됩니다.

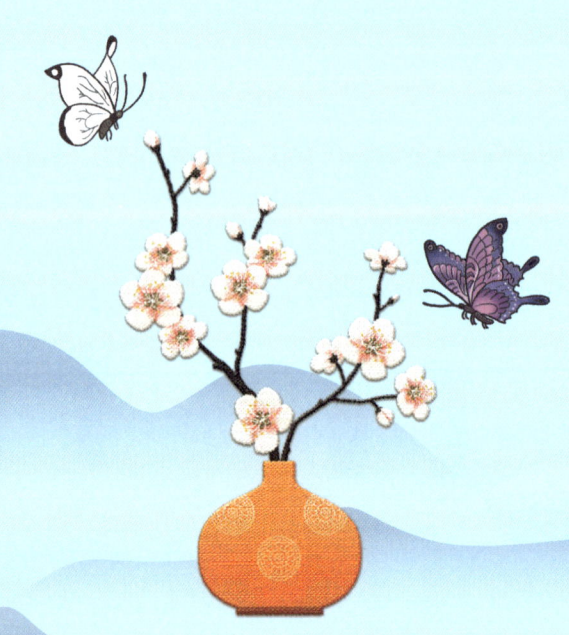

오늘도 재밌는 뇌운동

숨은그림찾기

현대민화

가

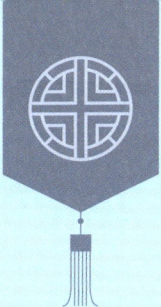

01

빈칸에 적힌 숫자를 보고, 책의 뒤에서 **같은 숫자**가 적힌 **색깔**과 **도형**의 스티커를 찾은 다음 위치에 붙여 주면 그림이 완성됩니다.

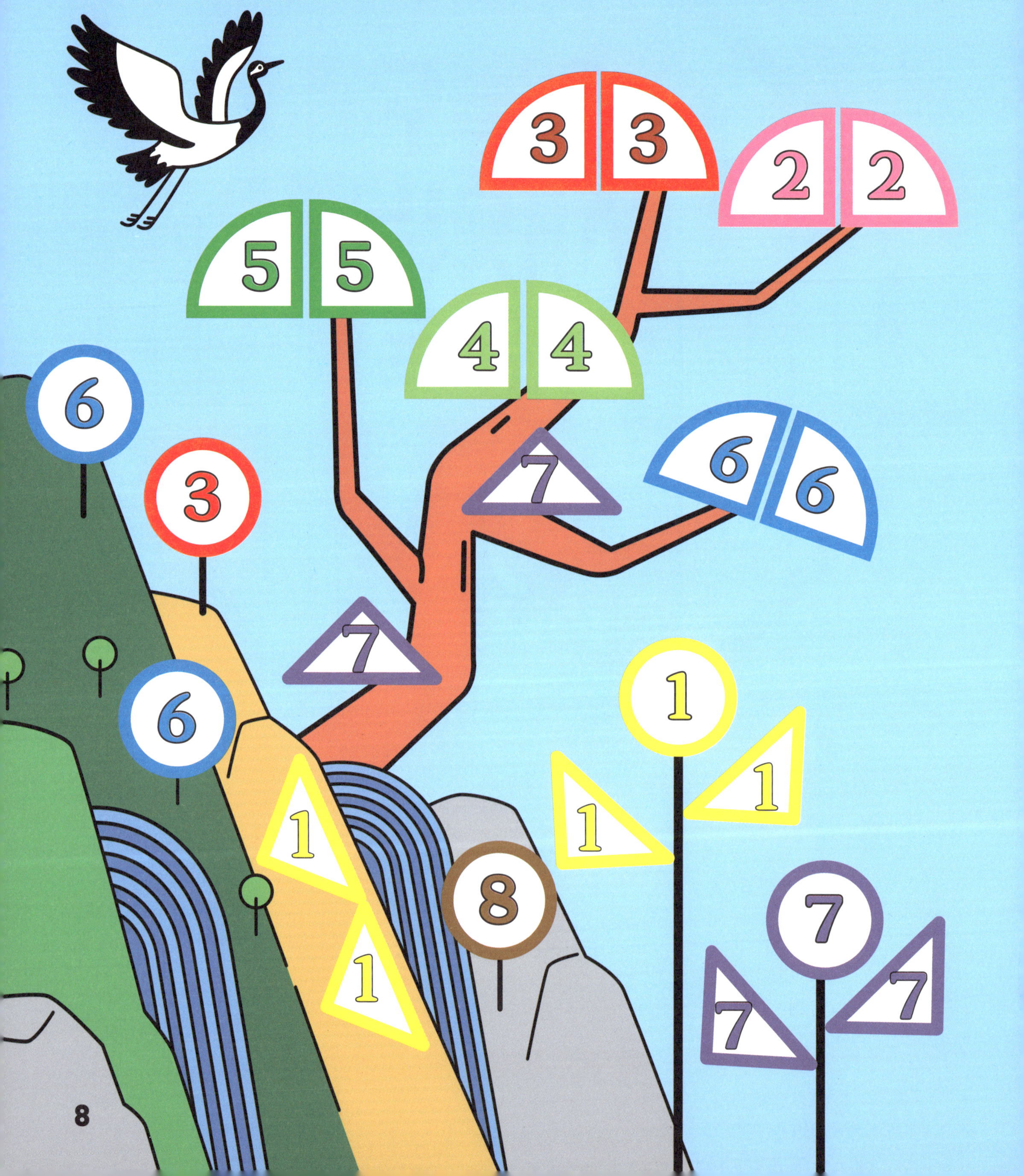

★ 〈보기〉에서 해당 문양을 찾아 같은 색으로 도안을 칠해 보세요.

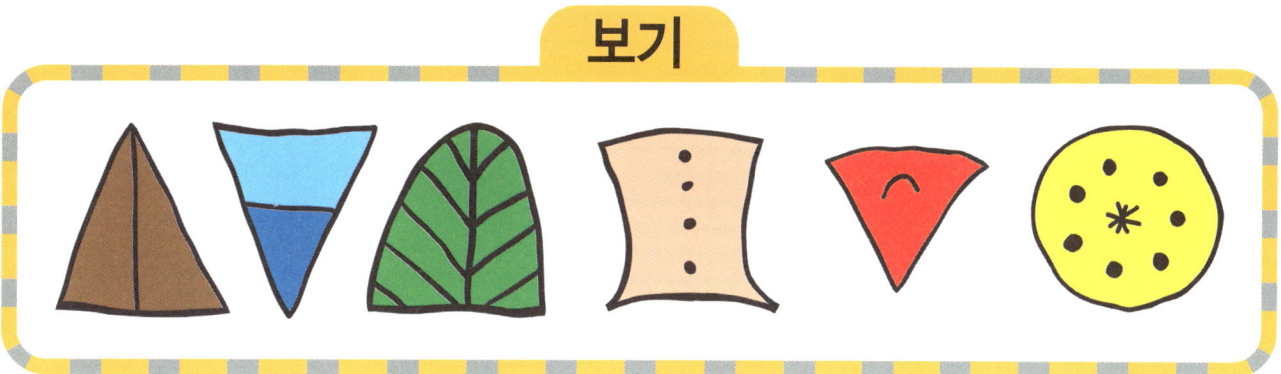

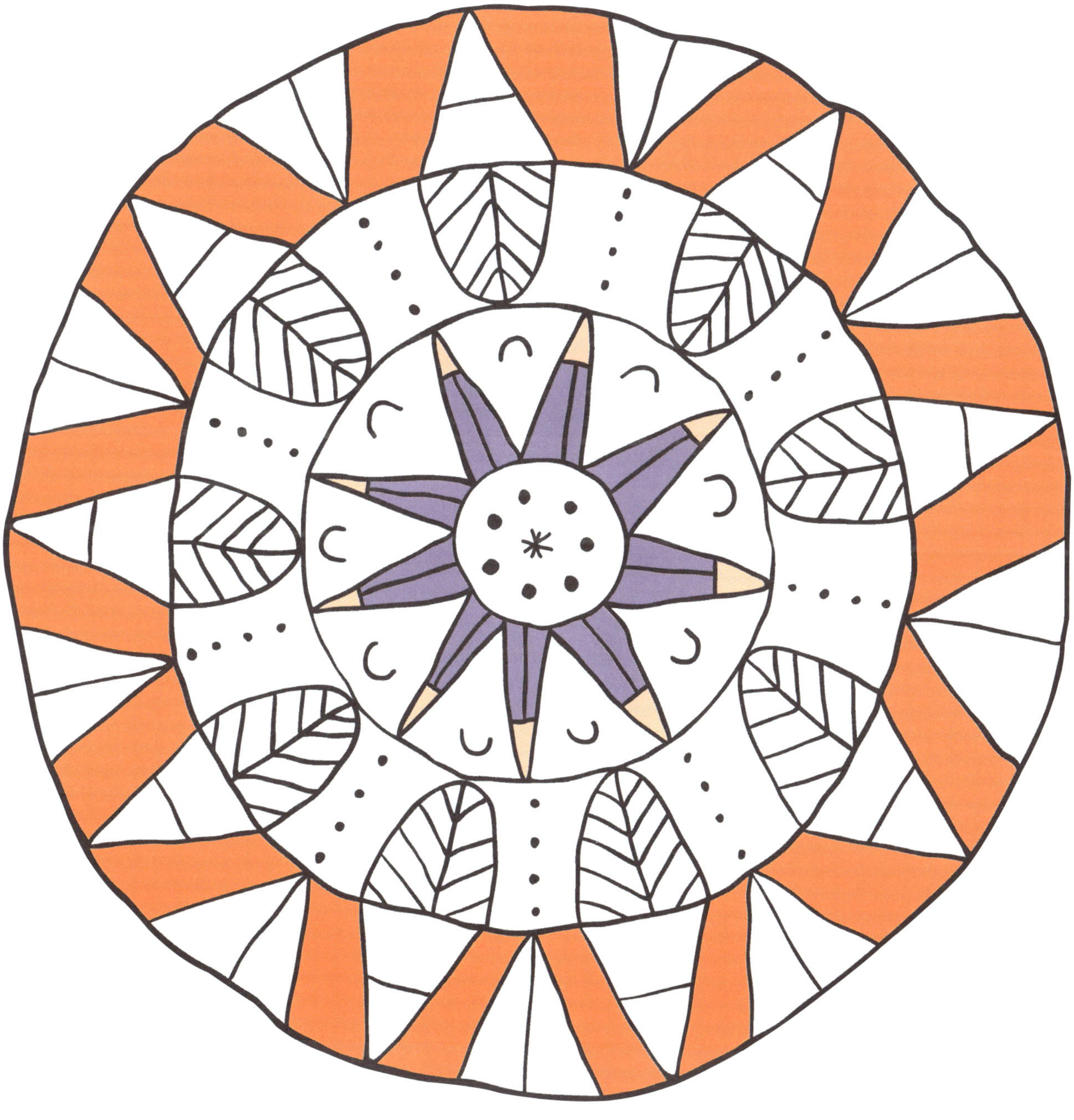

★ **다섯고개 퀴즈를 맞혀 보세요.**

① 이 동물은 멸종 위기종입니다.

② 이 동물은 곰과 같은 분류에 속합니다.

③ 이 동물은 대나무가 주식입니다.

④ 몸통에 난 털은 하얗고 눈, 귀, 다리에 난 털은 까매요.

⑤ 귀여운 외모로 유명해요.

정답 :

① 빨간색 과일입니다.

② 이 과일은 씨가 겉에 나 있어요.

③ 이 과일의 크기는 품종에 따라 차이가 있지만 2.5~5cm 정도입니다.

④ 이 과일은 둥근 세모꼴이랍니다.

⑤ 이 과일을 활용한 잼, 다양한 케이크, 음료수 등 디저트를 즐길 수 있어요.

정답 :

★ 나머지 반쪽을 그려 완성해 주세요.

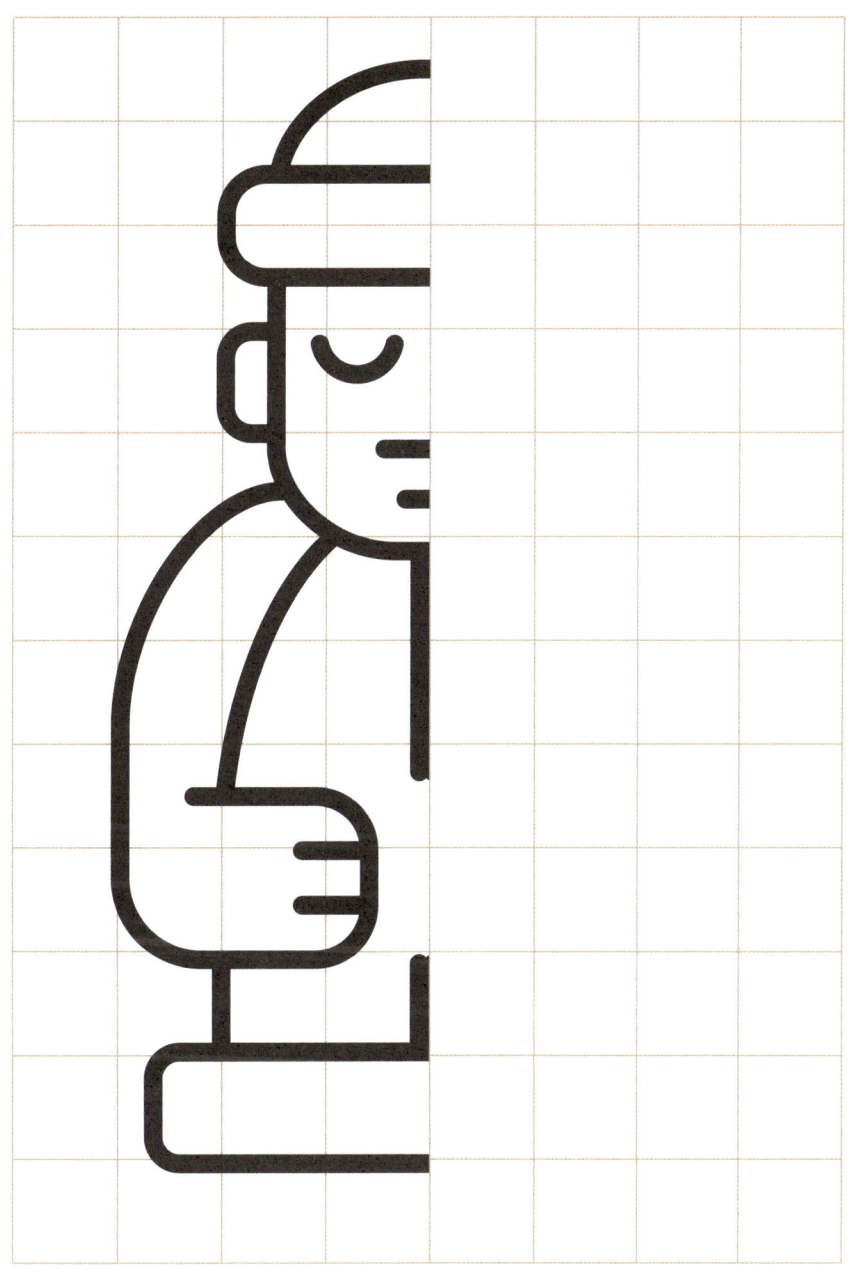

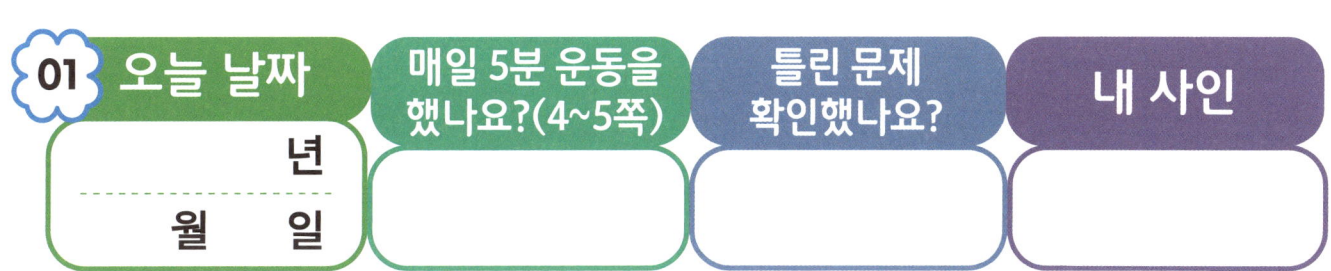

02 숨은 그림 7개를 찾아 보세요.

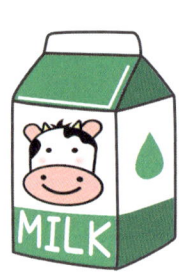
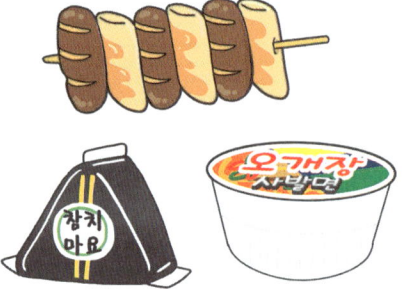
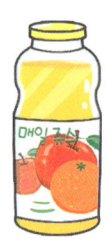
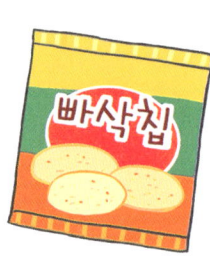
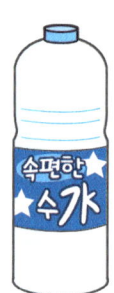

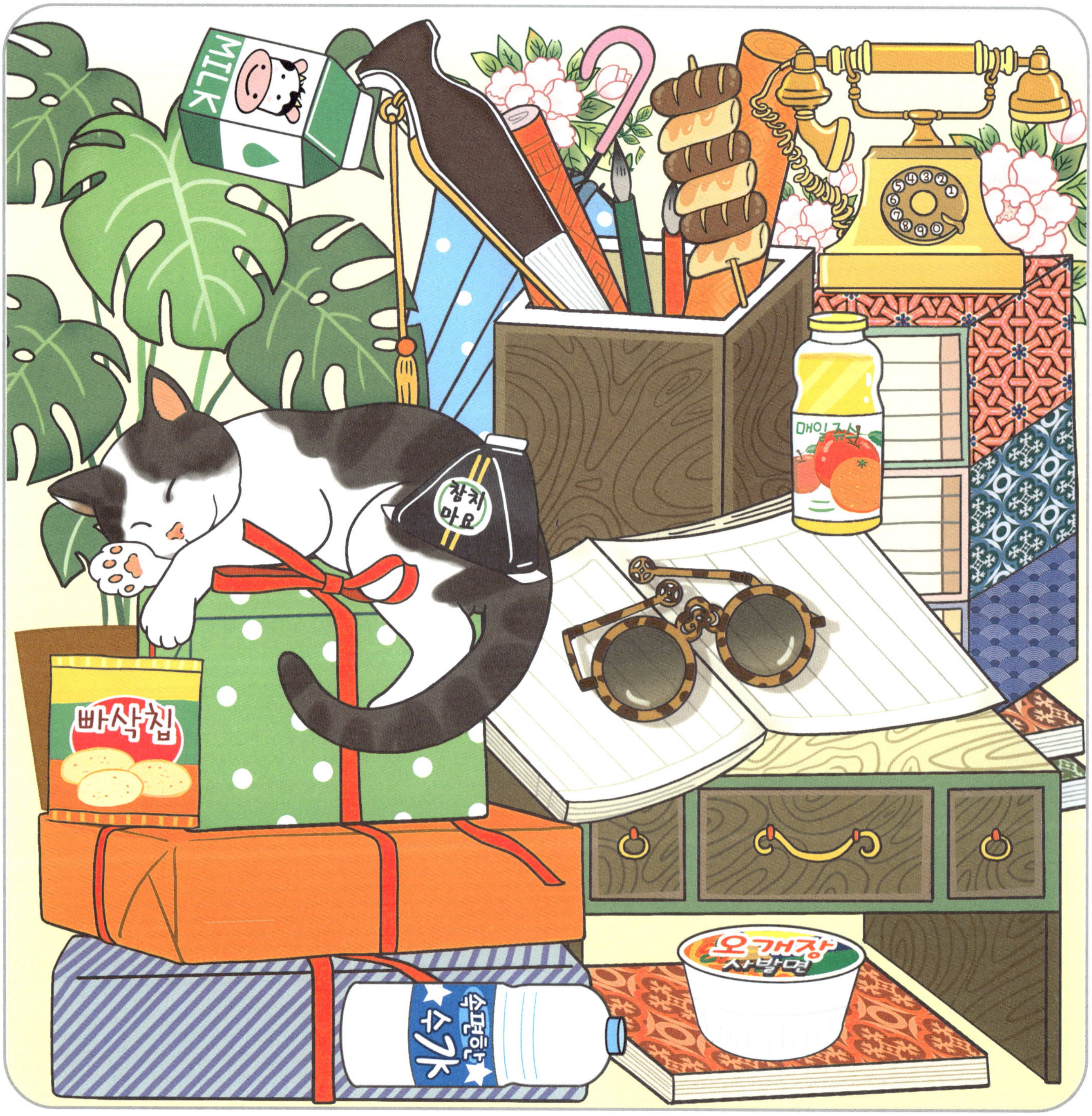

★ <보기>에서 해당 문양을 찾아 같은 색으로 도안을 칠해 보세요.

보기

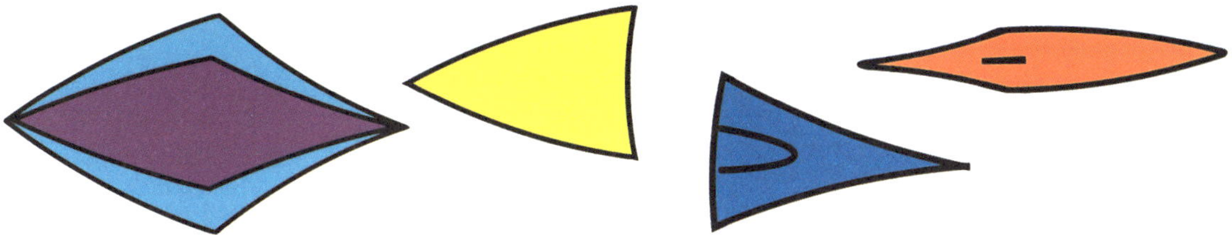

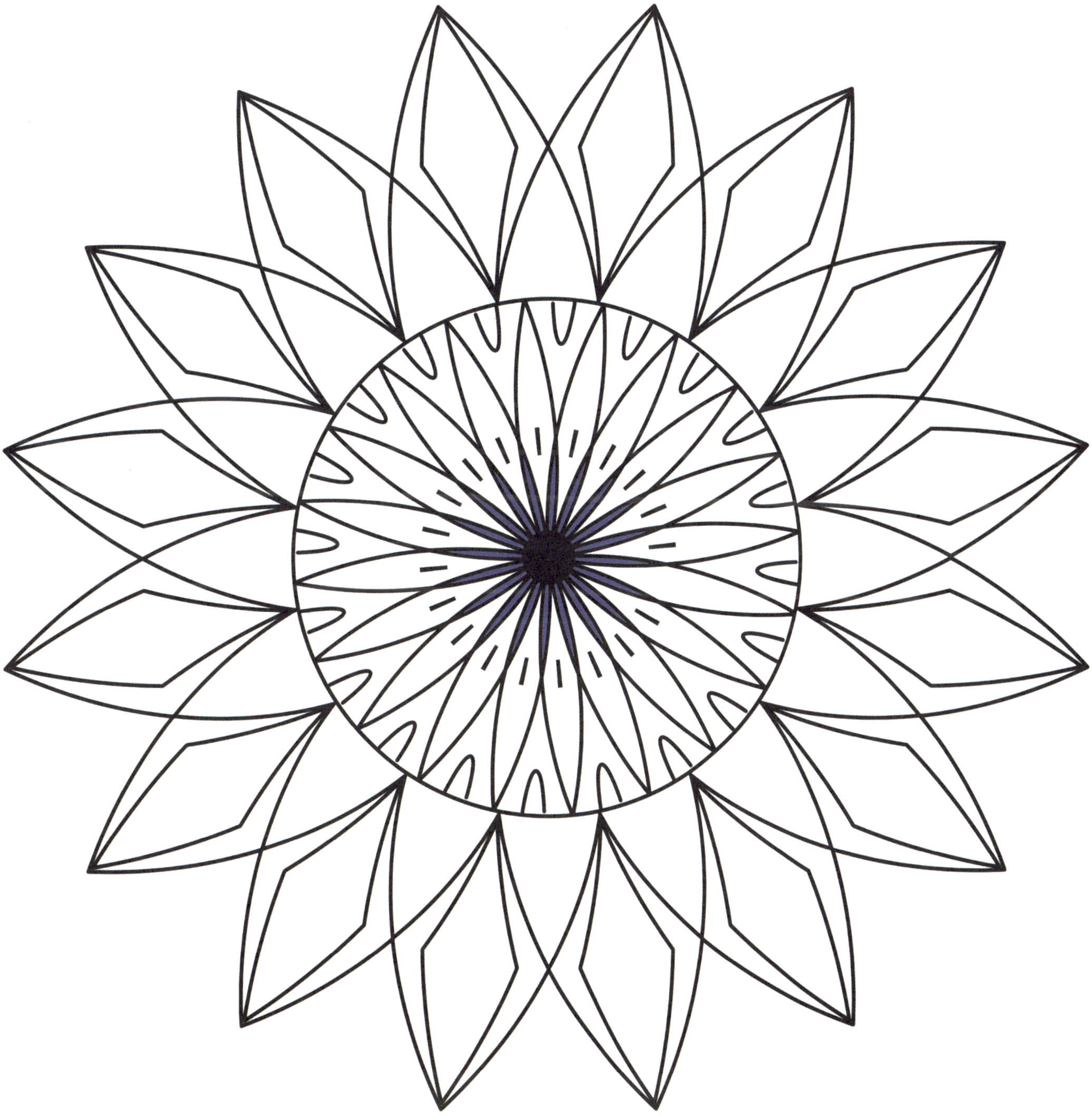

★ 네모 칸 안에 알맞은 단어를 넣어 속담을 완성하세요.

① 가는 □이 고와야 오는 □이 곱다
(내가 남에게 잘해야 남도 나에게 잘한다는 말입니다.)

② □에 걸면 귀걸이 □에 걸면 코걸이
(정해 놓은 것 없이 둘러대기에 따라 이렇게도 되고 저렇게도 된다는 말입니다.)

③ 못 먹는 □ 찔러나 본다
(먹을 수 없으니까 나쁜 마음이 생겨 감을 콕콕 찔러 다른 사람도 못 먹게 만든다는 뜻으로 남도 못쓰게 만드는 마음을 이릅니다.)

④ 믿는 □□에 발등 찍힌다
(찰떡같이 믿고 있던 사람에게 어처구니없이 배신을 당하거나, 꼭 이루어질 거라고 찰떡같이 믿은 일을 그르치게 되었을 때)

⑤ 어물전 망신은 □□□가 시킨다
(어리석은 사람 한 명이 주변의 사람들까지 망신시킨다는 뜻입니다.)

★ 나머지 반쪽을 그려 완성하고 색칠해 주세요.

02 오늘 날짜	매일 5분 운동을 했나요?(4~5쪽)	틀린 문제 확인했나요?	내 사인
년 월 일			

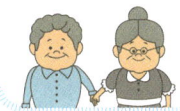

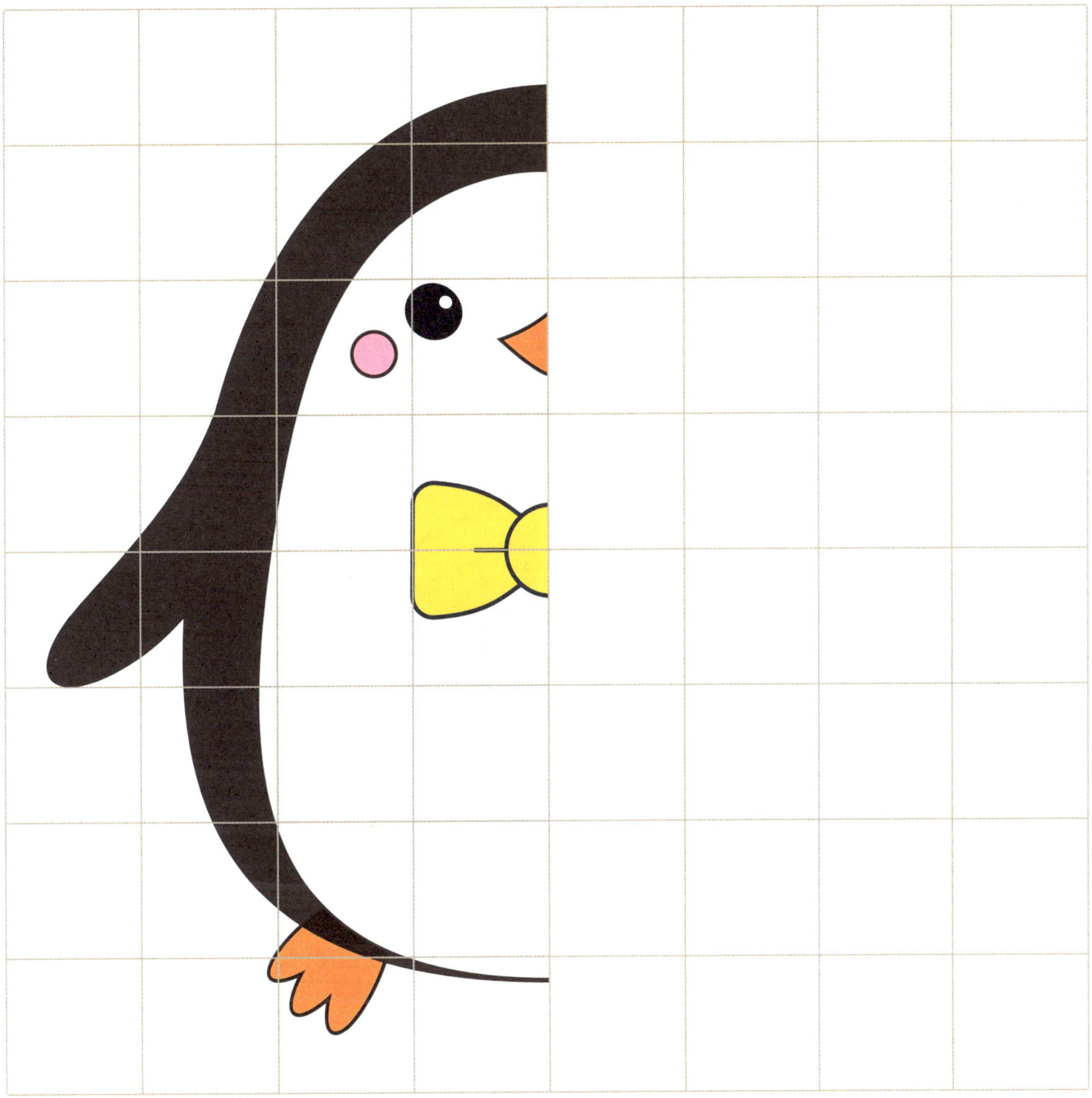

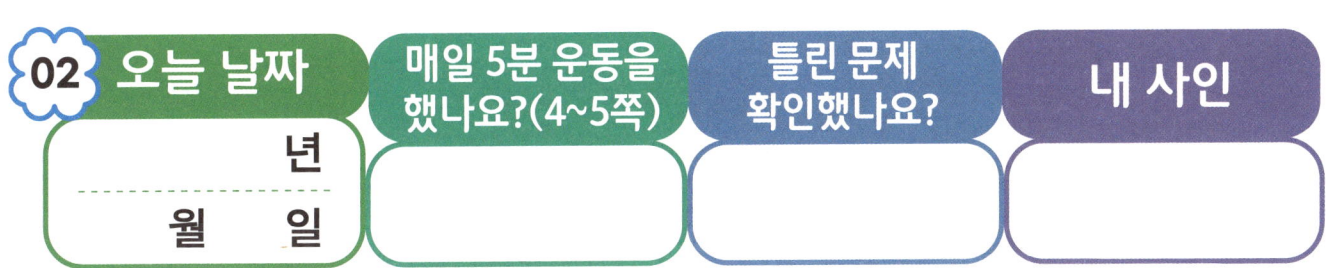

03 빈칸에 적힌 숫자를 보고, 책의 뒤에서 같은 숫자가 적힌 색깔과 도형의 스티커를 찾은 다음 위치에 붙여 주면 그림이 완성됩니다.

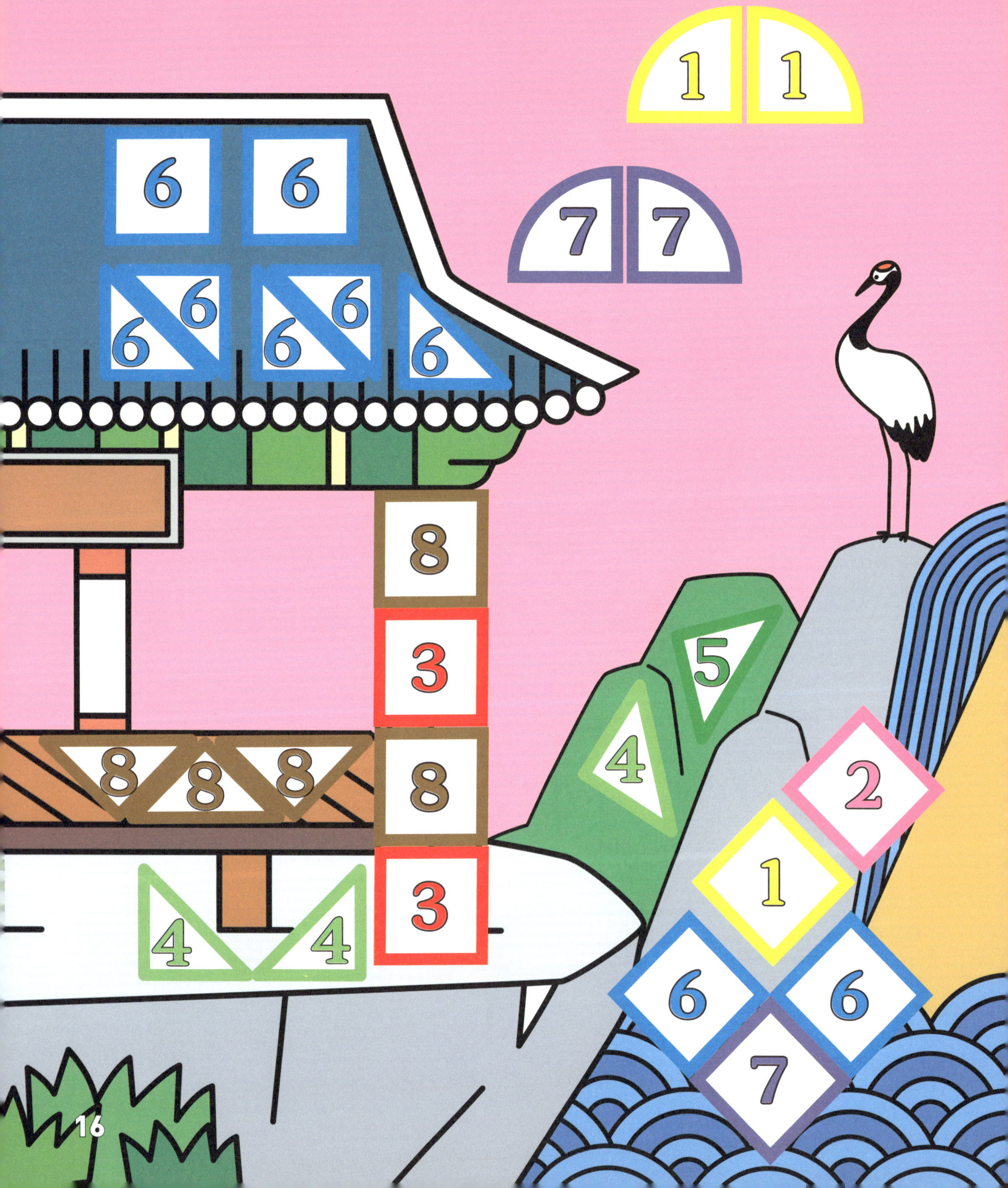

★ 〈보기〉에서 해당 문양을 찾아 같은 색으로 도안을 칠해 보세요.

보기

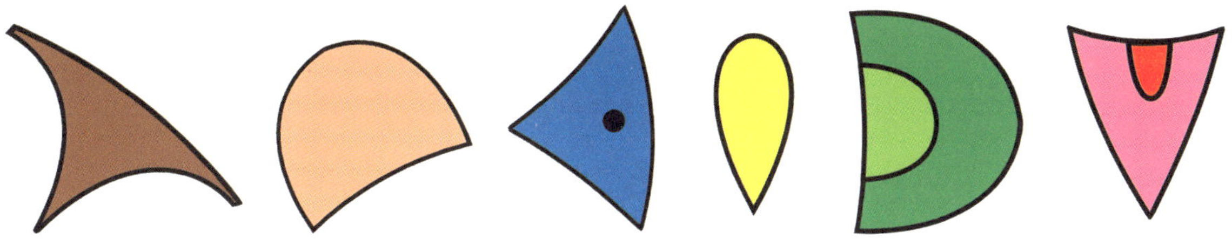

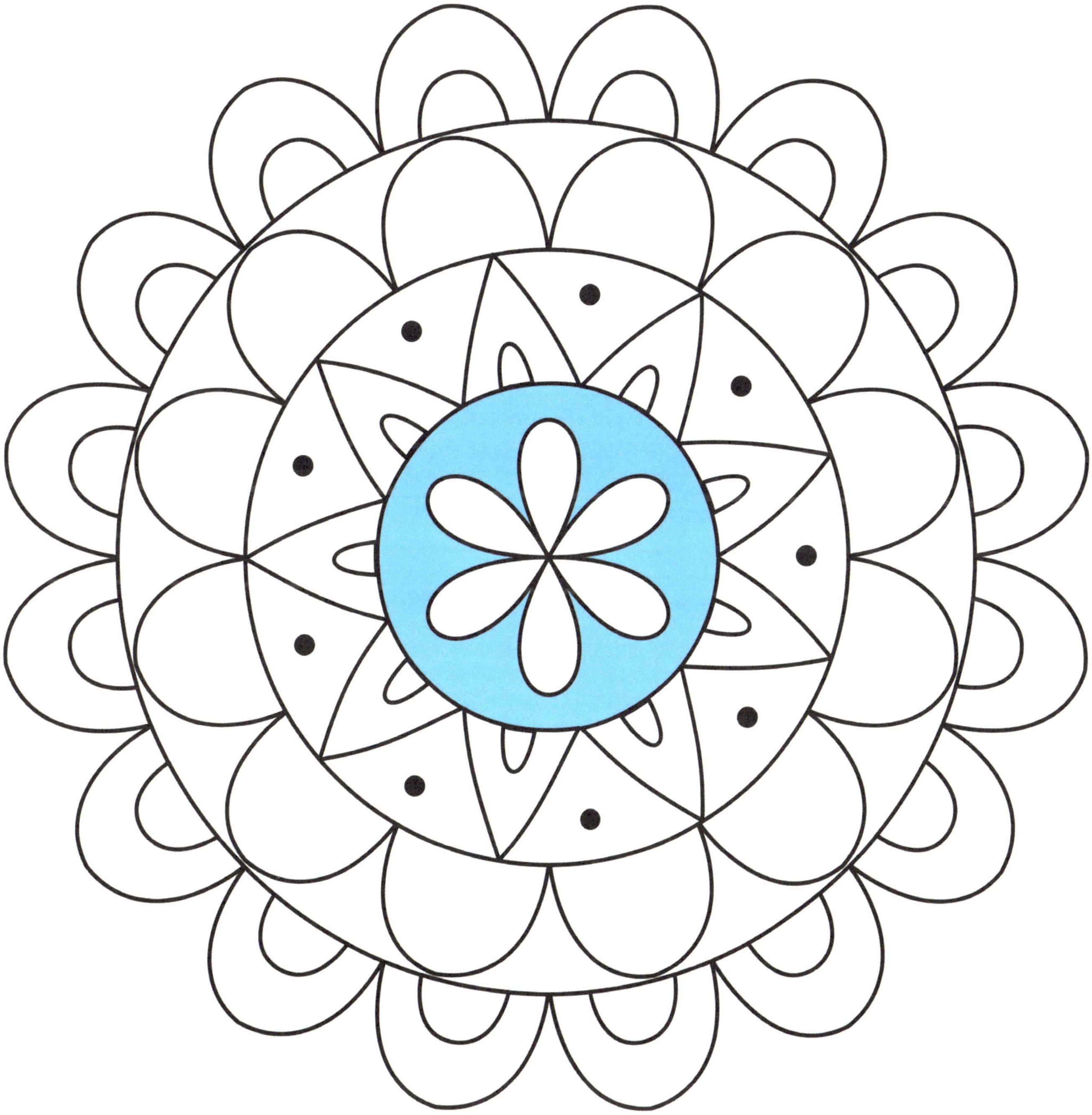

★ 빈칸에 알맞은 숫자와 사칙 연산 기호(+, −, ×, ÷)를 넣어 보세요.

81	+		=	99			+	5	=	30
÷						×				÷
				72		2				
=				=		=				=
9	×		=	27		50		10	=	5
		+						+		
		21						22		
		=						=		
3	×	24	=			50	−		=	18
×				+		÷				
				8						2
=				=		=				=
24	+		=	80		25	+	11	=	

★ 나머지 반쪽을 그려 완성하고 색칠해 주세요.

03 오늘 날짜	매일 5분 운동을 했나요?(4~5쪽)	틀린 문제 확인했나요?	내 사인
년 월 일			

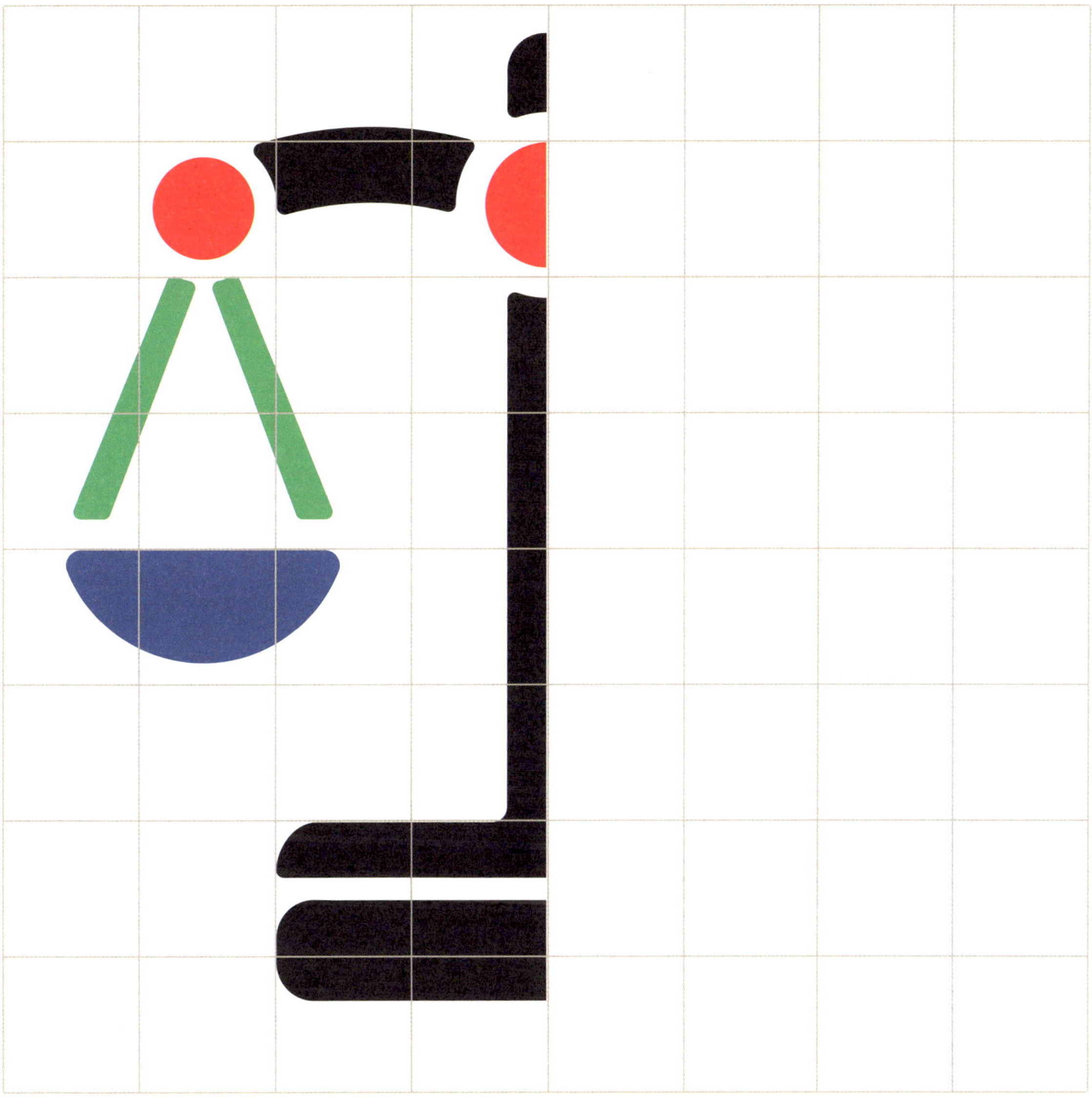

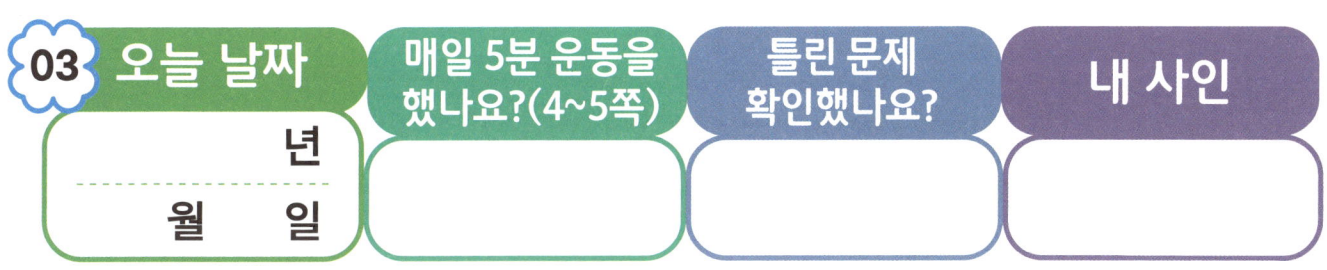

04 숨은 그림 7개를 찾아 보세요.

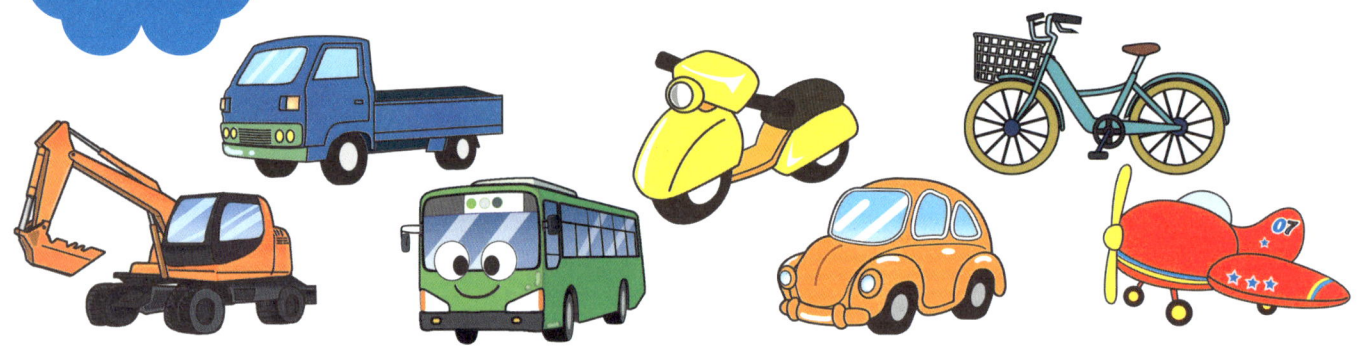

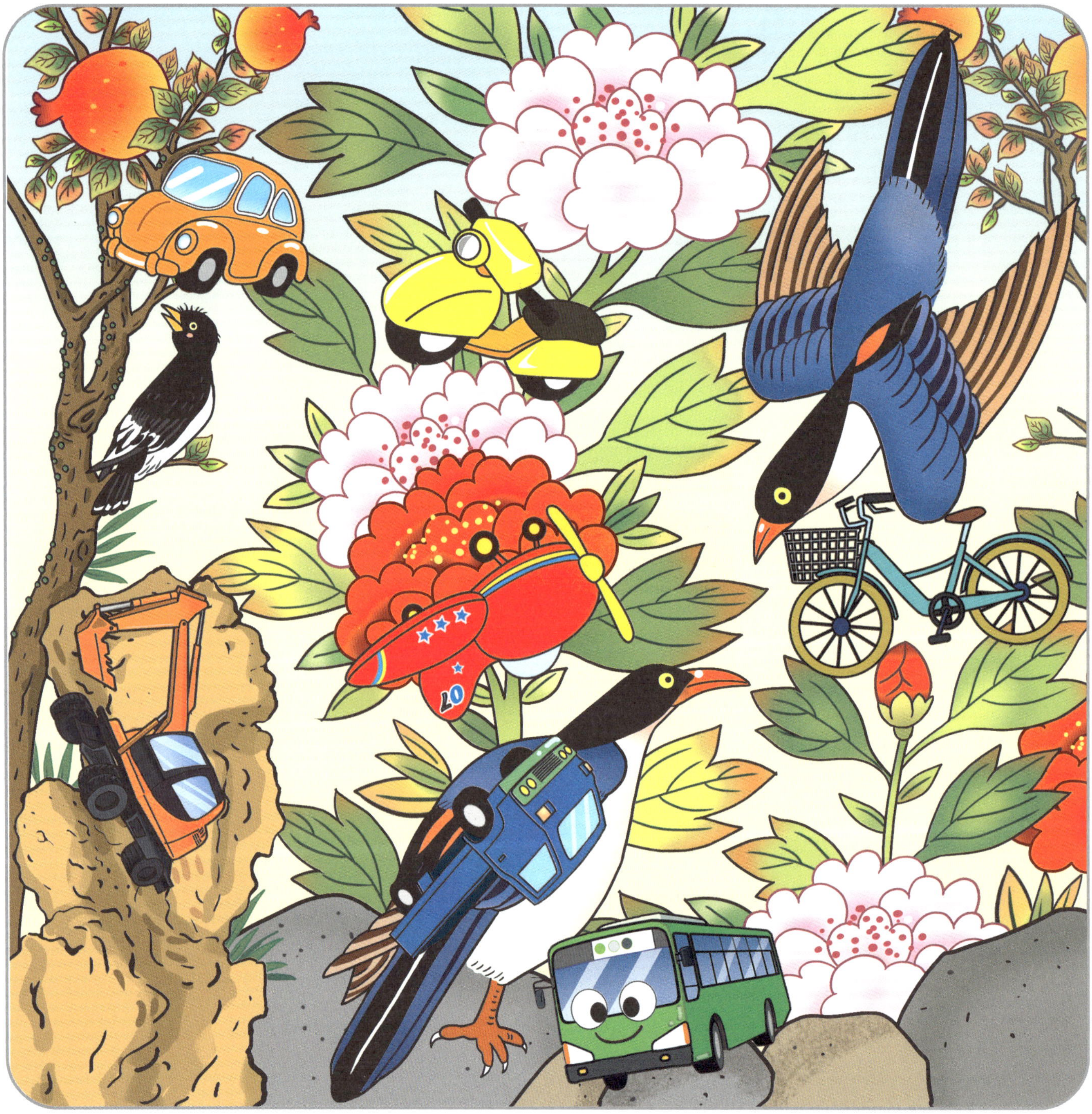

★ <보기>에서 해당 문양을 찾아 같은 색으로 도안을 칠해 보세요.

보기

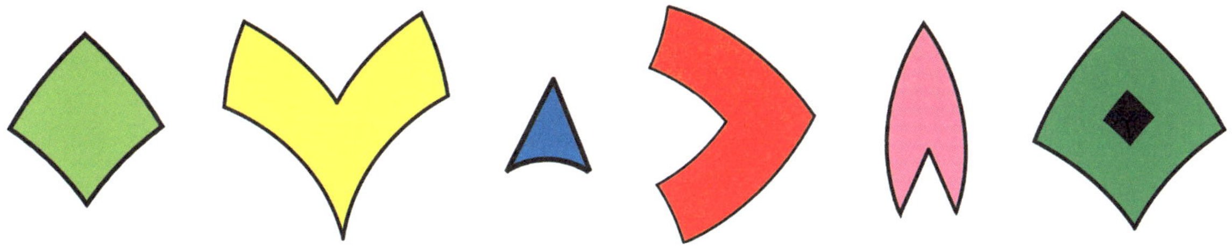

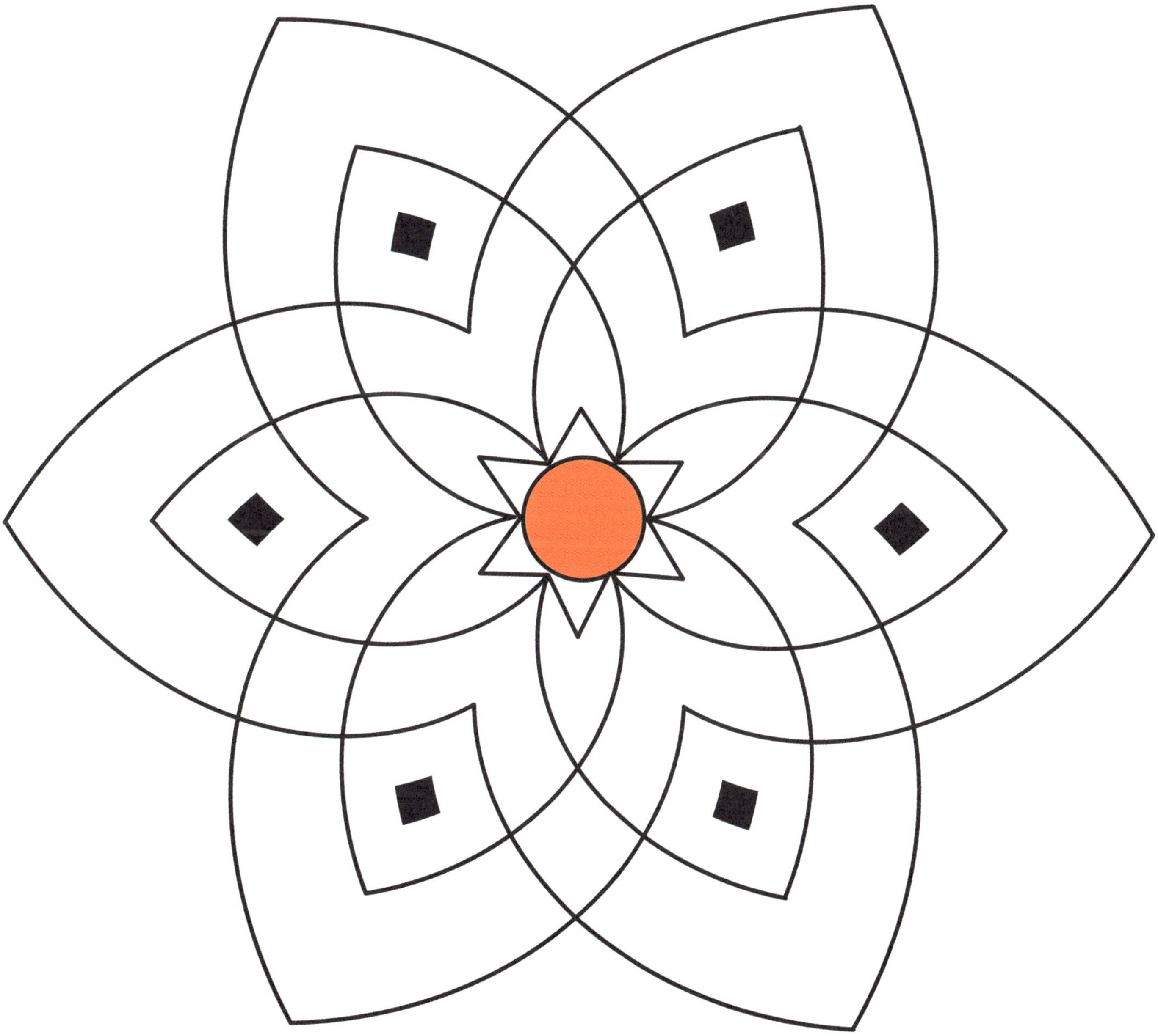

★ 사자성어 '以心傳心(이심전심)'을 써 보세요.

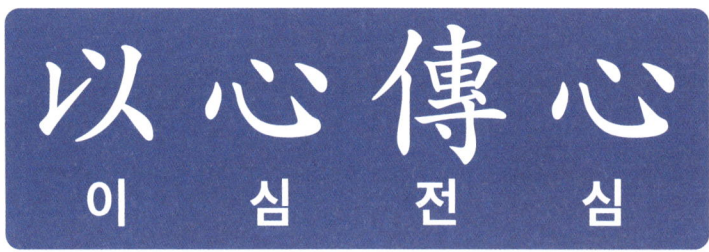

마음과 마음으로 서로 뜻이 통함
예 말하지 않아도 그와 이심전심으로 통한다.

以	心	傳	心
써 **이**	마음 **심**	전할 **전**	마음 **심**
以	心	傳	心

★ 나머지 반쪽을 그려 완성하고 색칠해 주세요.

04 오늘 날짜	매일 5분 운동을 했나요?(4~5쪽)	틀린 문제 확인했나요?	내 사인
년 월 일			

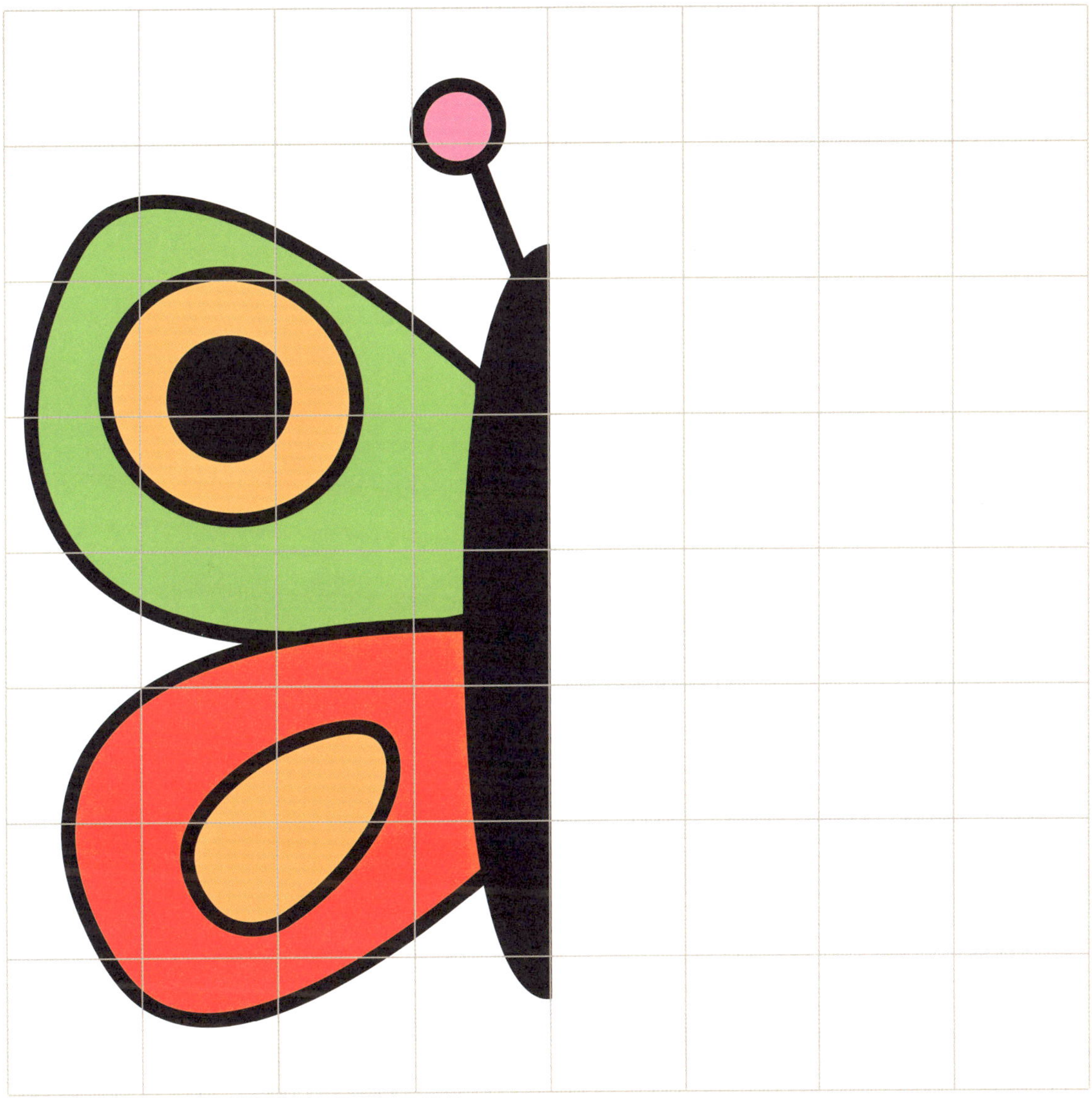

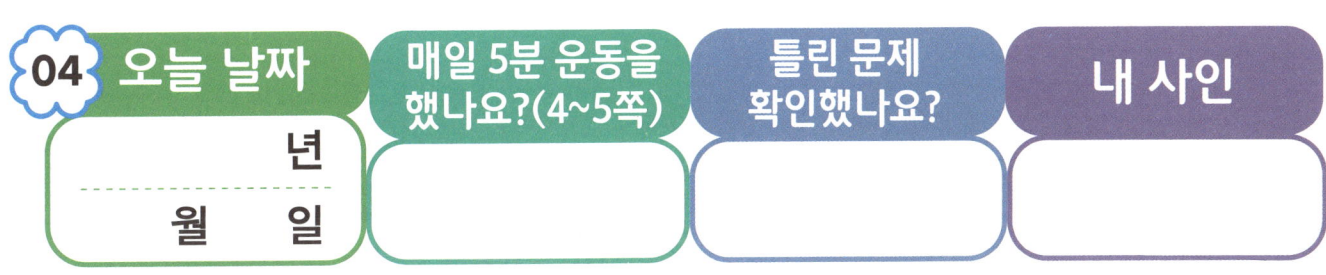

05

빈칸에 적힌 숫자를 보고, 책의 뒤에서 **같은 숫자**가 적힌 **색깔**과 **도형**의 스티커를 찾은 다음 위치에 붙여 주면 그림이 완성됩니다.

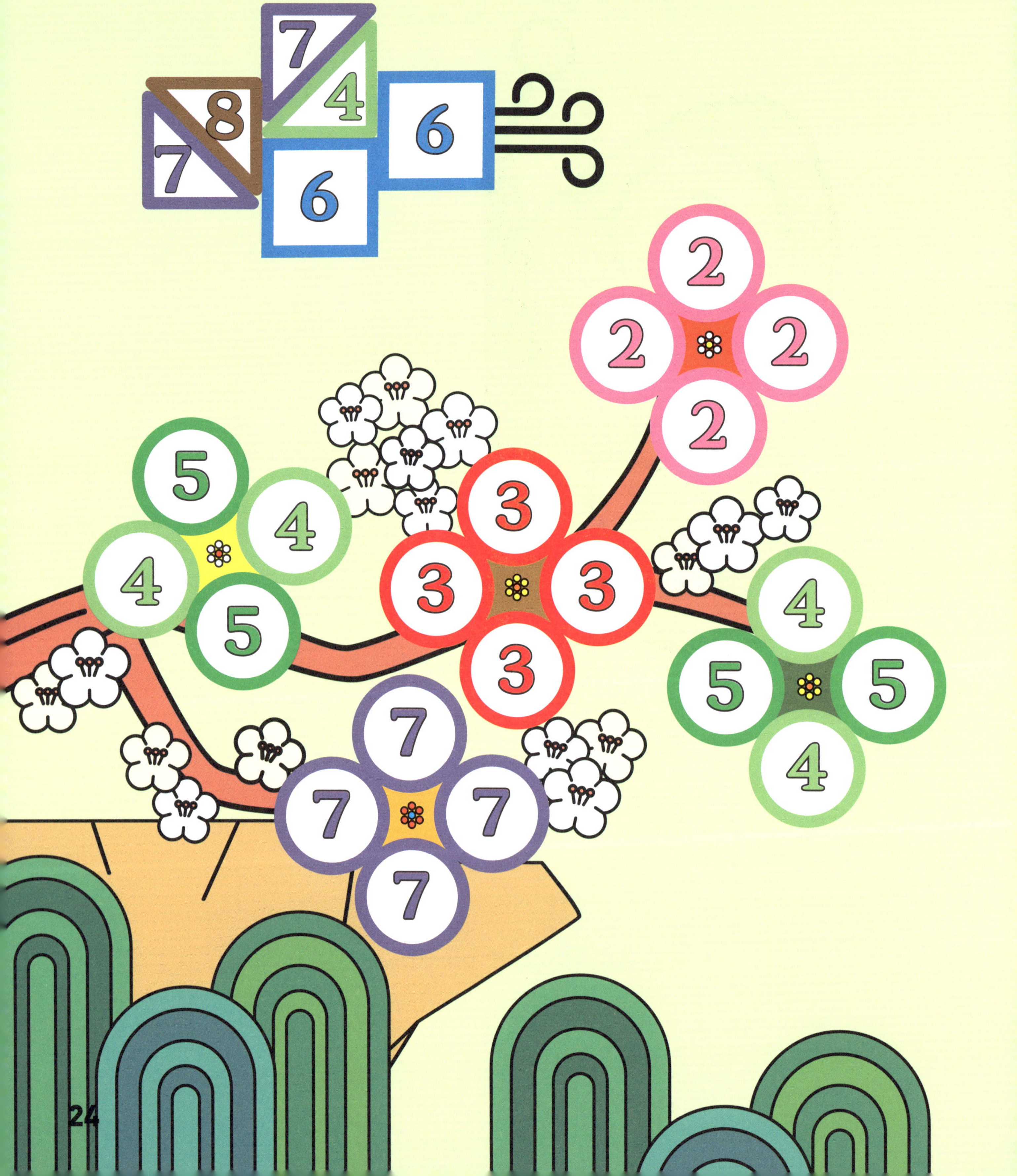

★ 〈보기〉에서 해당 문양을 찾아 같은 색으로 도안을 칠해 보세요.

보기

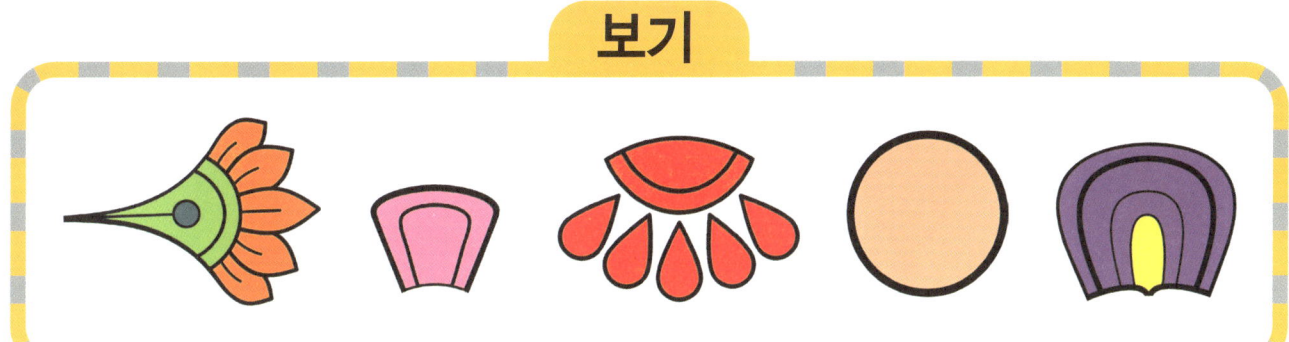

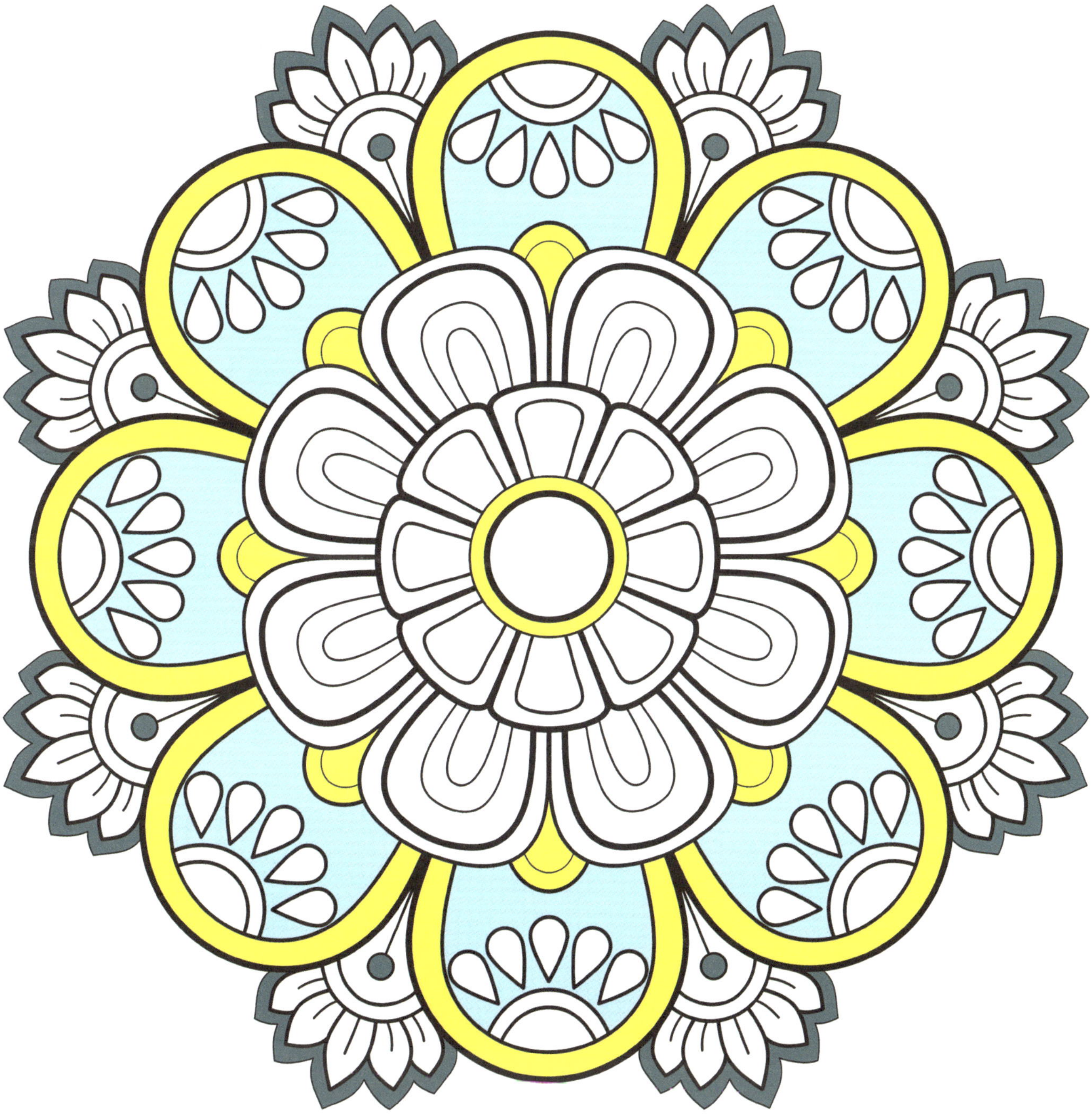

★ 당신이 잠수함을 타고 여행을 간다고 상상해 보세요.
창 밖으로 어떤 동물들이 보이는지 자유롭게 그려 주세요.
(정답은 없습니다.)

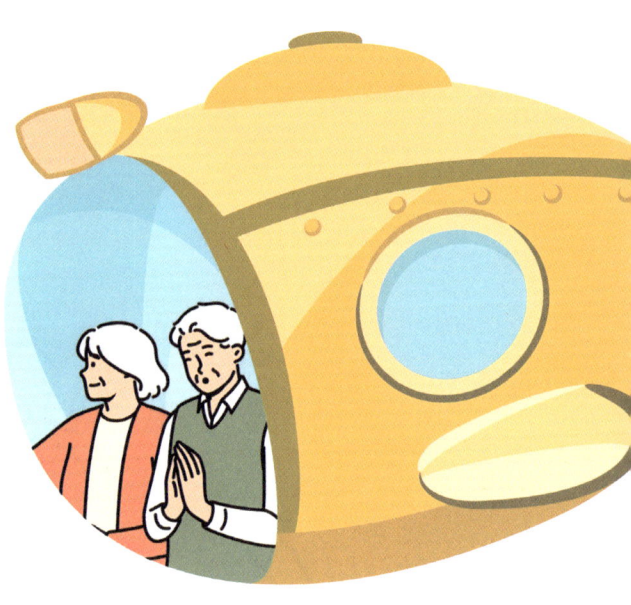

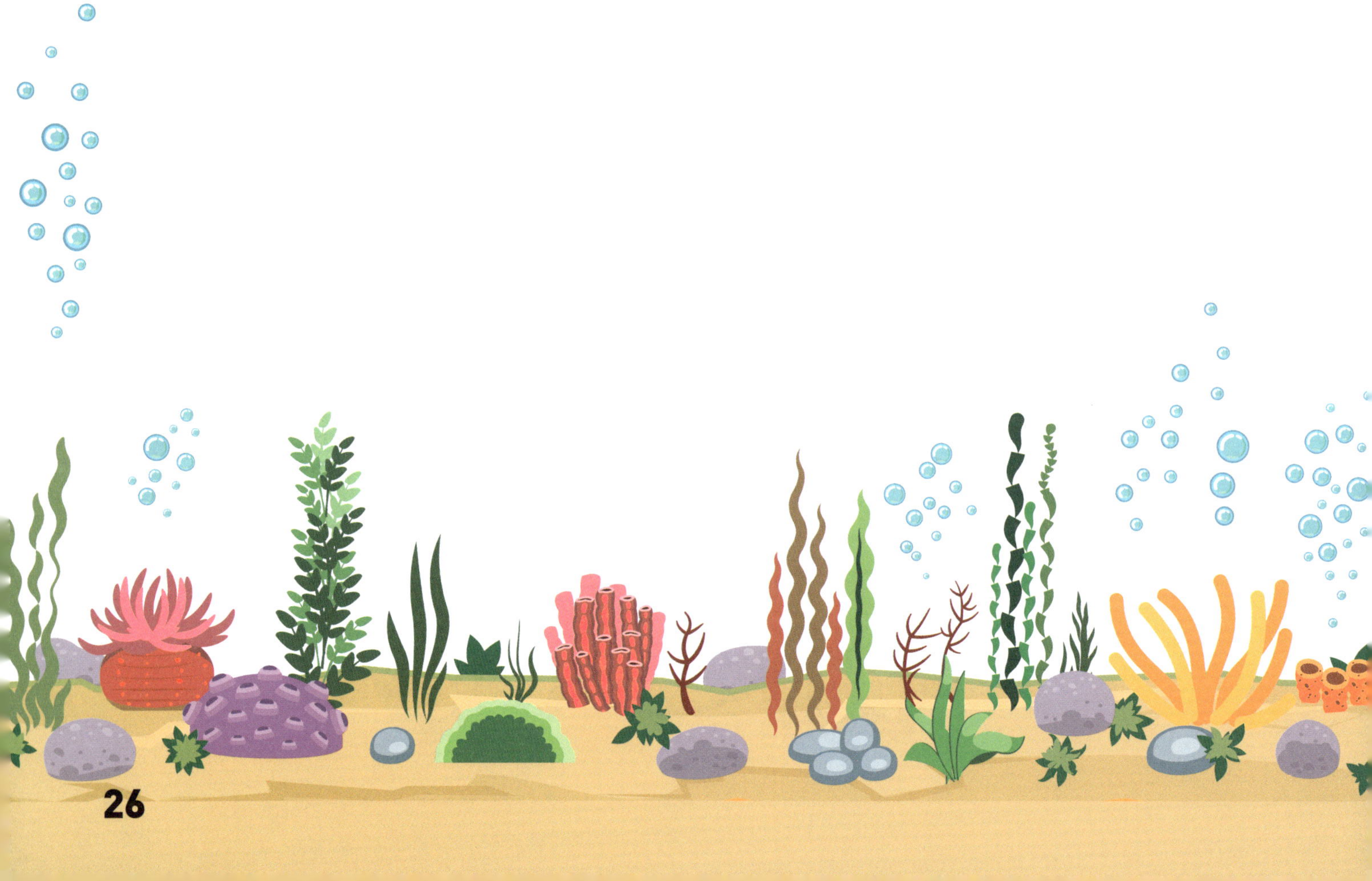

★ 나머지 반쪽을 그려 완성하고 색칠해 주세요.

05 오늘 날짜	매일 5분 운동을 했나요?(4~5쪽)	틀린 문제 확인했나요?	내 사인
년 월 일			

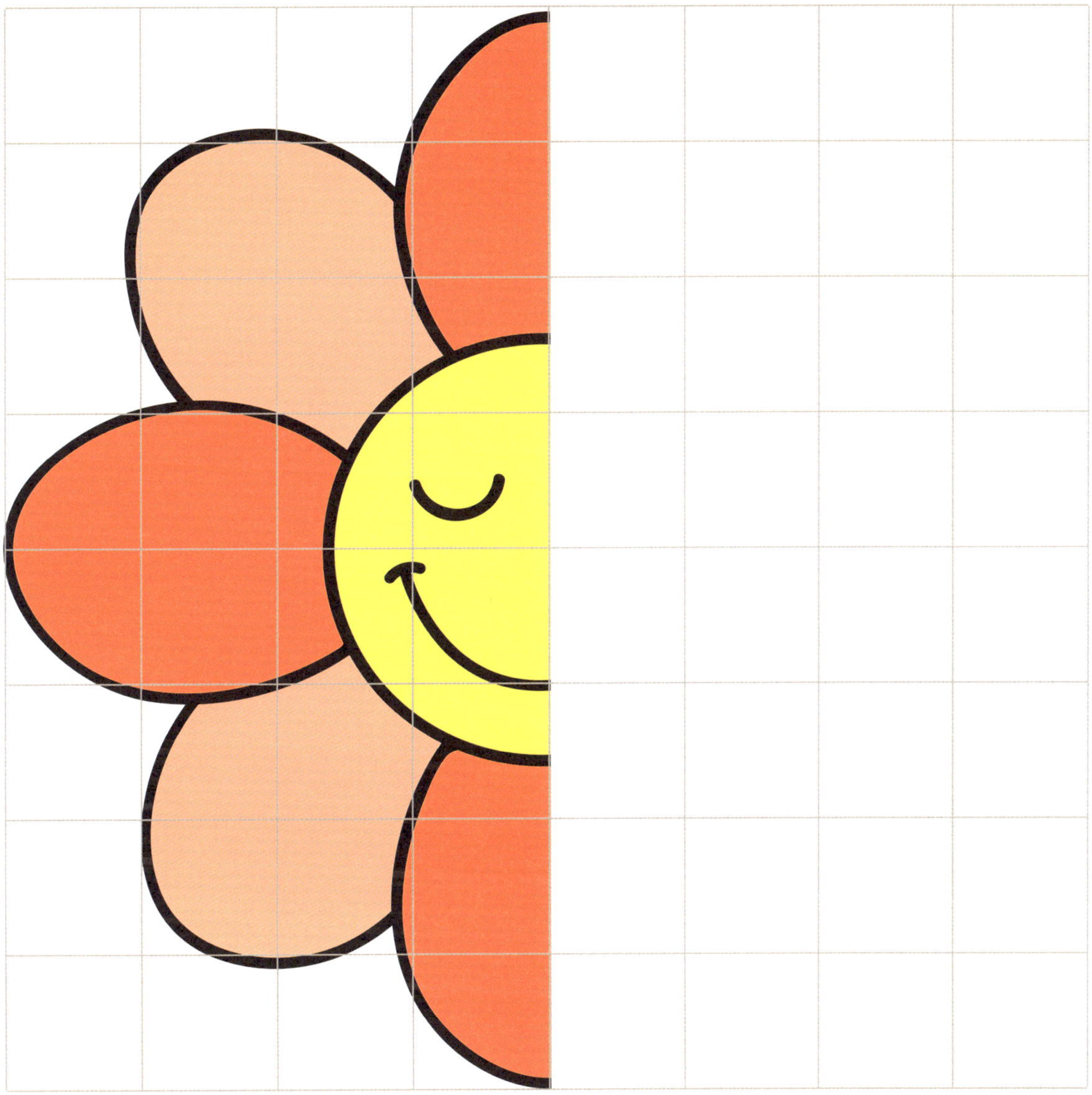

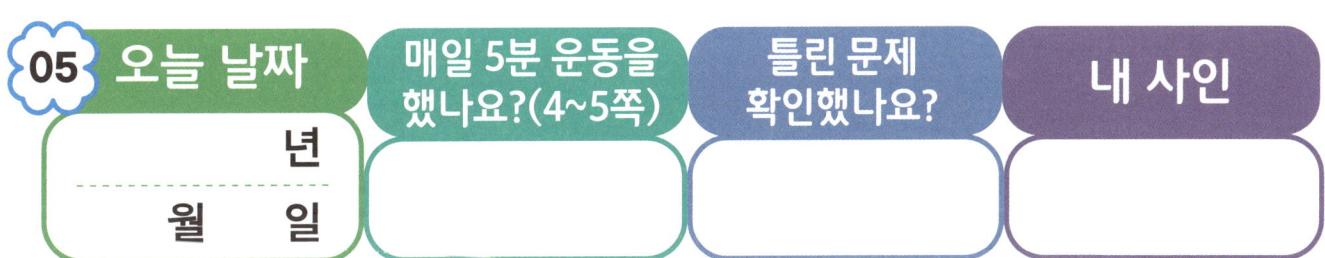

06 숨은 그림 7개를 찾아 보세요.

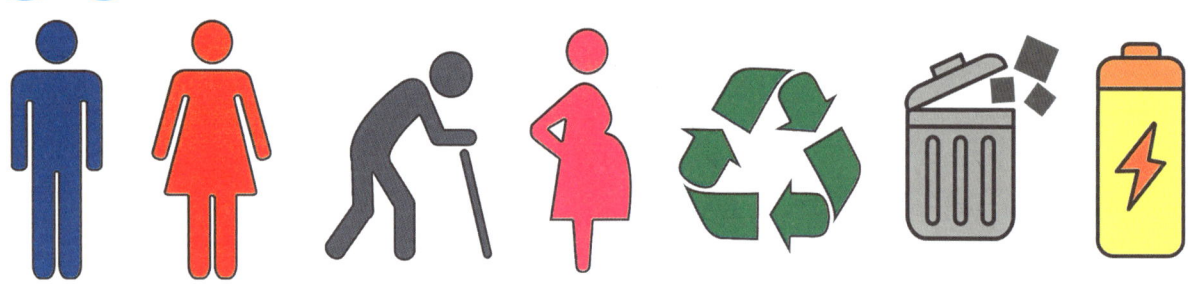

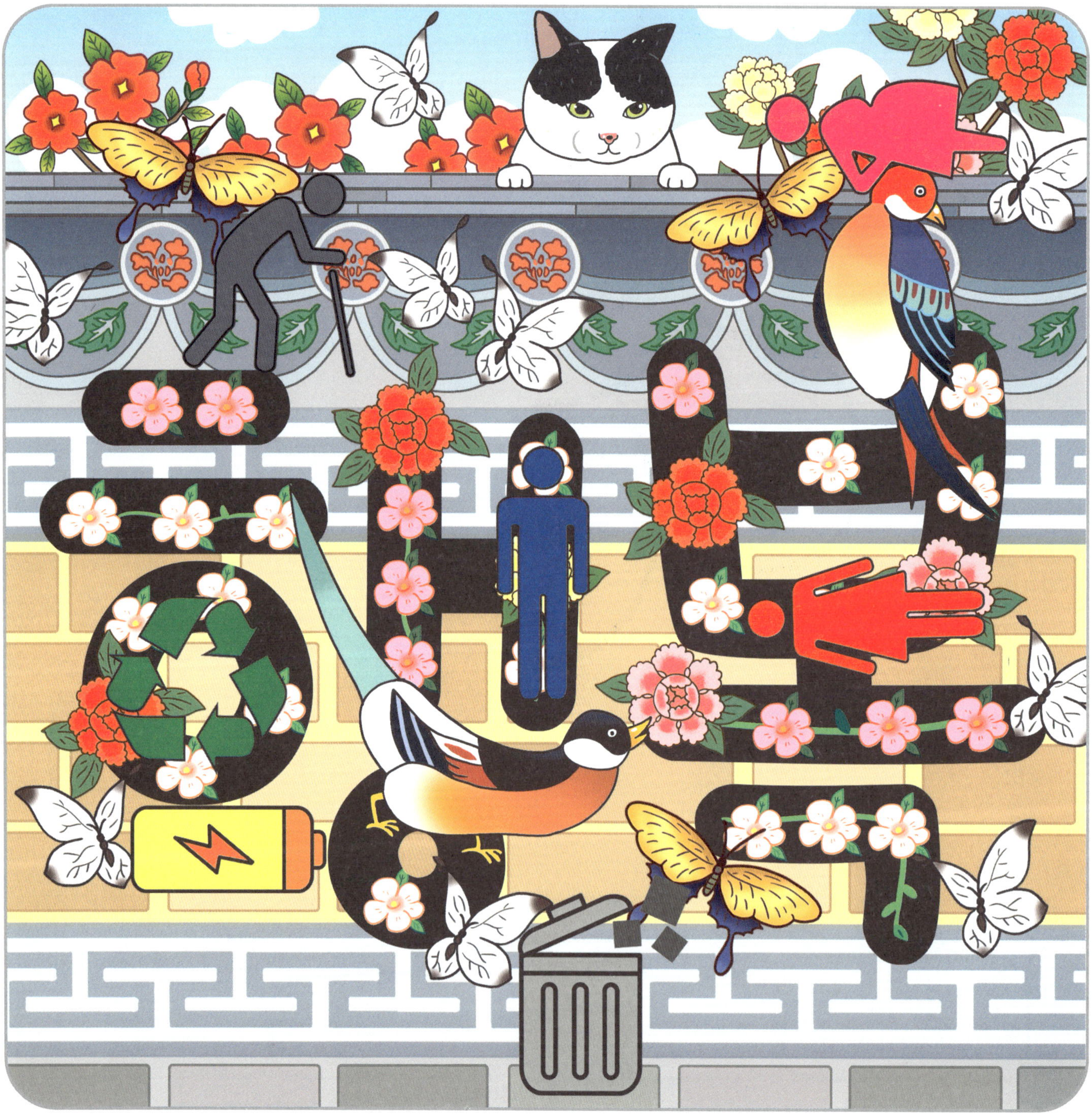

★ 〈보기〉에서 해당 문양을 찾아 같은 색으로 도안을 칠해 보세요.

보기

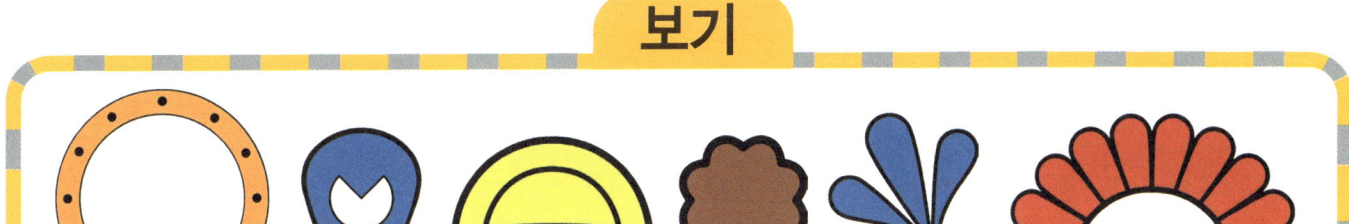

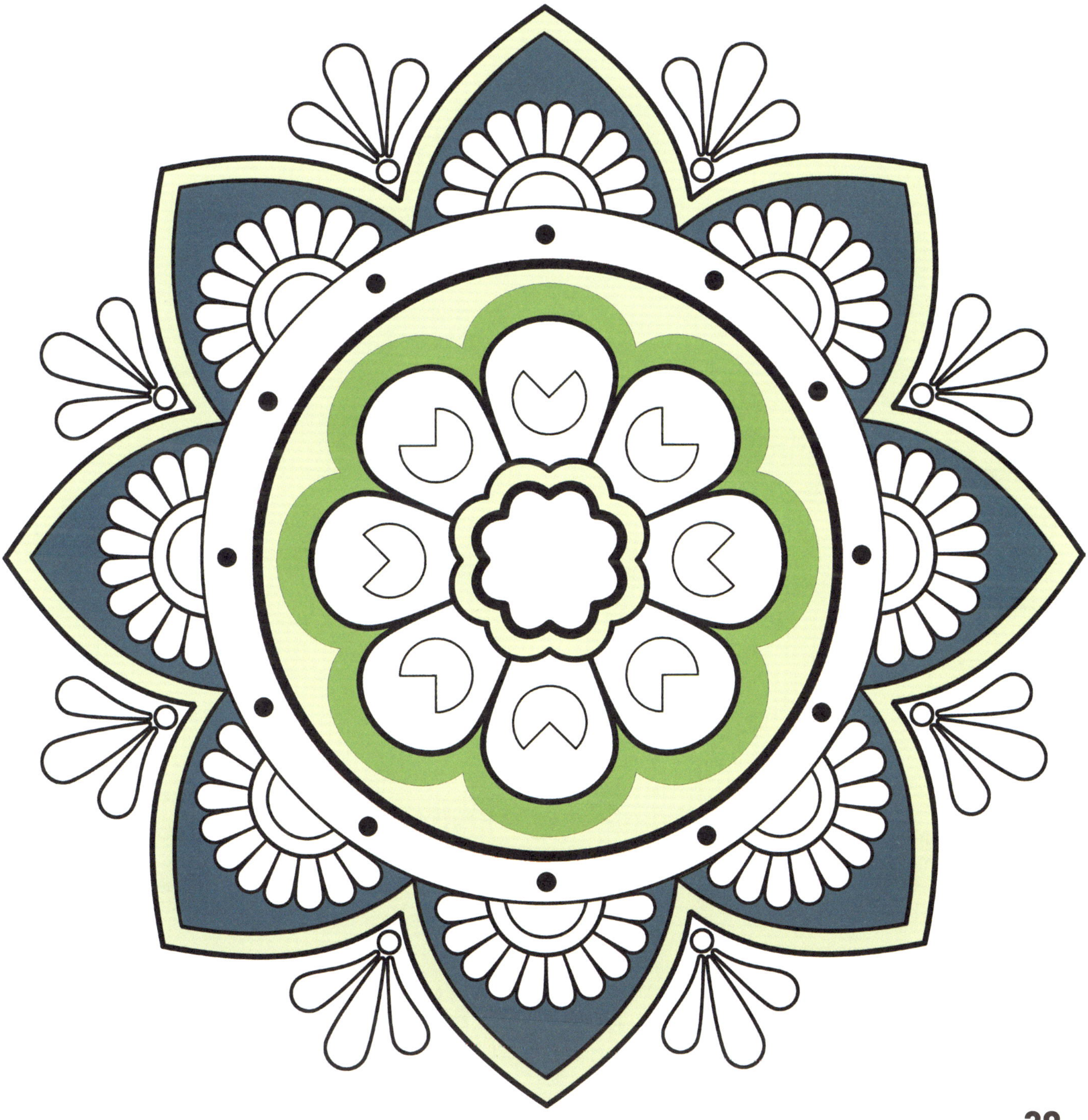

★ 반대말을 〈보기〉에서 골라 적어 주세요.

보기: 주관식, 좁다, 잃다, 총각, 폐쇄, 후배, 미래, 제자, 썰물, 가속, 패배, 많다

- 밀물 ↔ 썰물
- 얻다 ↔ 잃다
- 승리 ↔ 패배
- 스승 ↔ 제자
- 넓다 ↔ 좁다
- 과거 ↔ 미래
- 선배 ↔ 후배
- 처녀 ↔ 총각
- 객관식 ↔ 주관식
- 적다 ↔ 많다
- 개방 ↔ 폐쇄
- 감속 ↔ 가속

★ 나머지 반쪽을 그려 완성하고 색칠해 주세요.

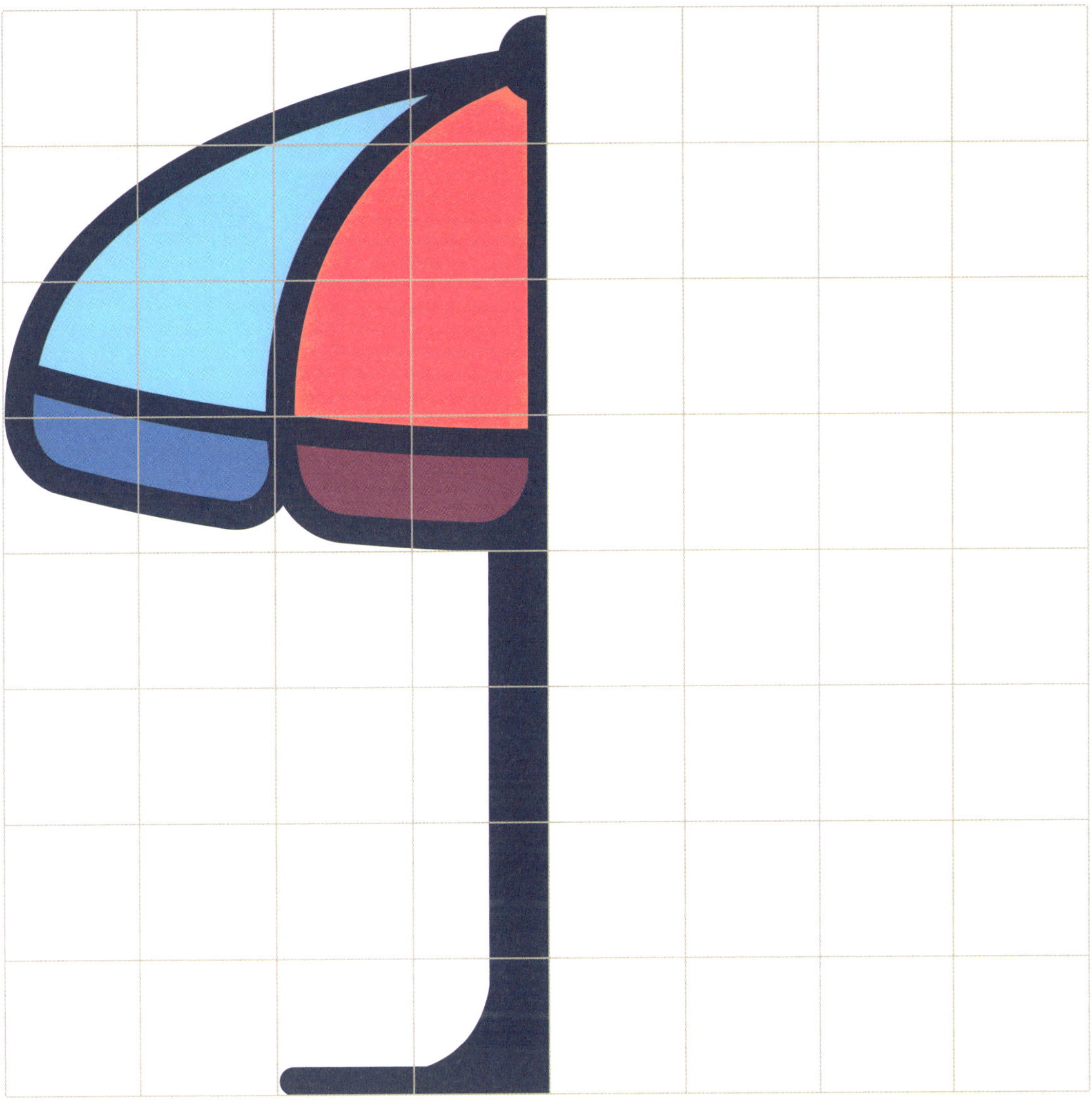

06 오늘 날짜	매일 5분 운동을 했나요?(4~5쪽)	틀린 문제 확인했나요?	내 사인
년 월 일			

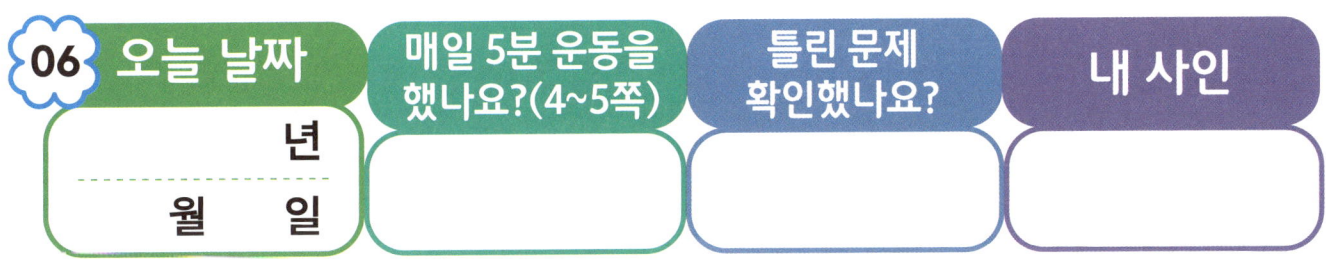

07

빈칸에 적힌 숫자를 보고, 책의 뒤에서 같은 숫자가 적힌 색깔과 도형의 스티커를 찾은 다음 위치에 붙여 주면 그림이 완성됩니다.

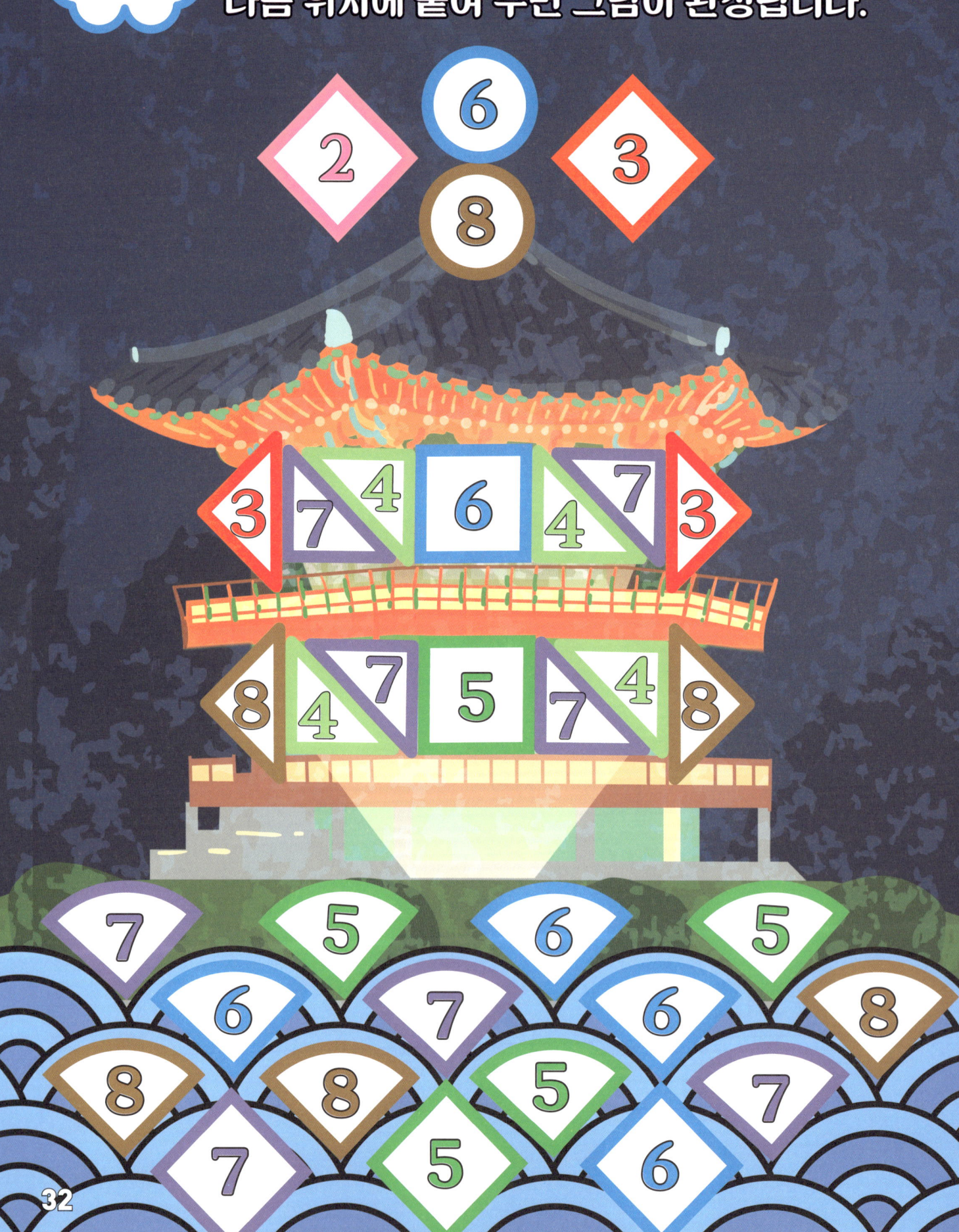

★ 〈보기〉에서 해당 문양을 찾아 같은 색으로 도안을 칠해 보세요.

보기

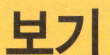

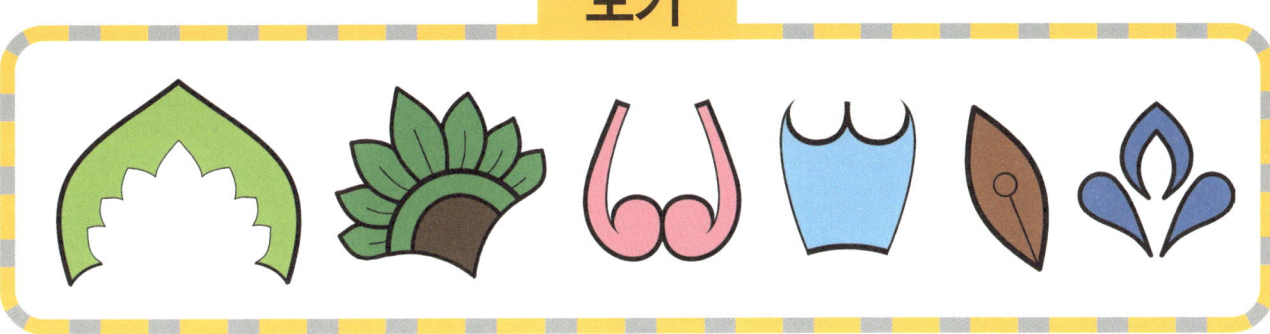

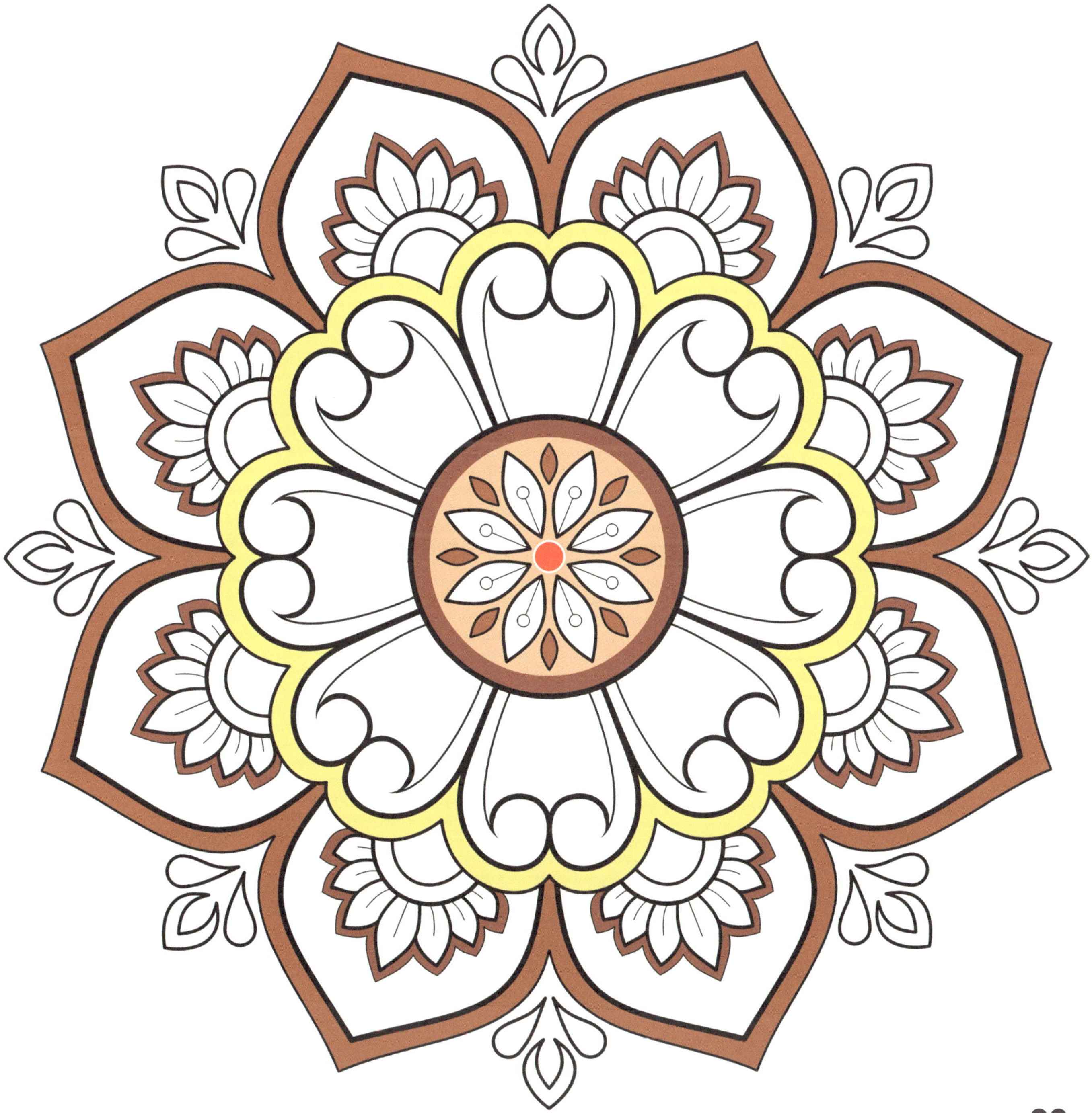

★ 7의 배수인 7, 14, 21, 28, 35, 42, 49, 56, 63, 70의 숫자(10개)를 찾아 동그라미를 표시하세요.

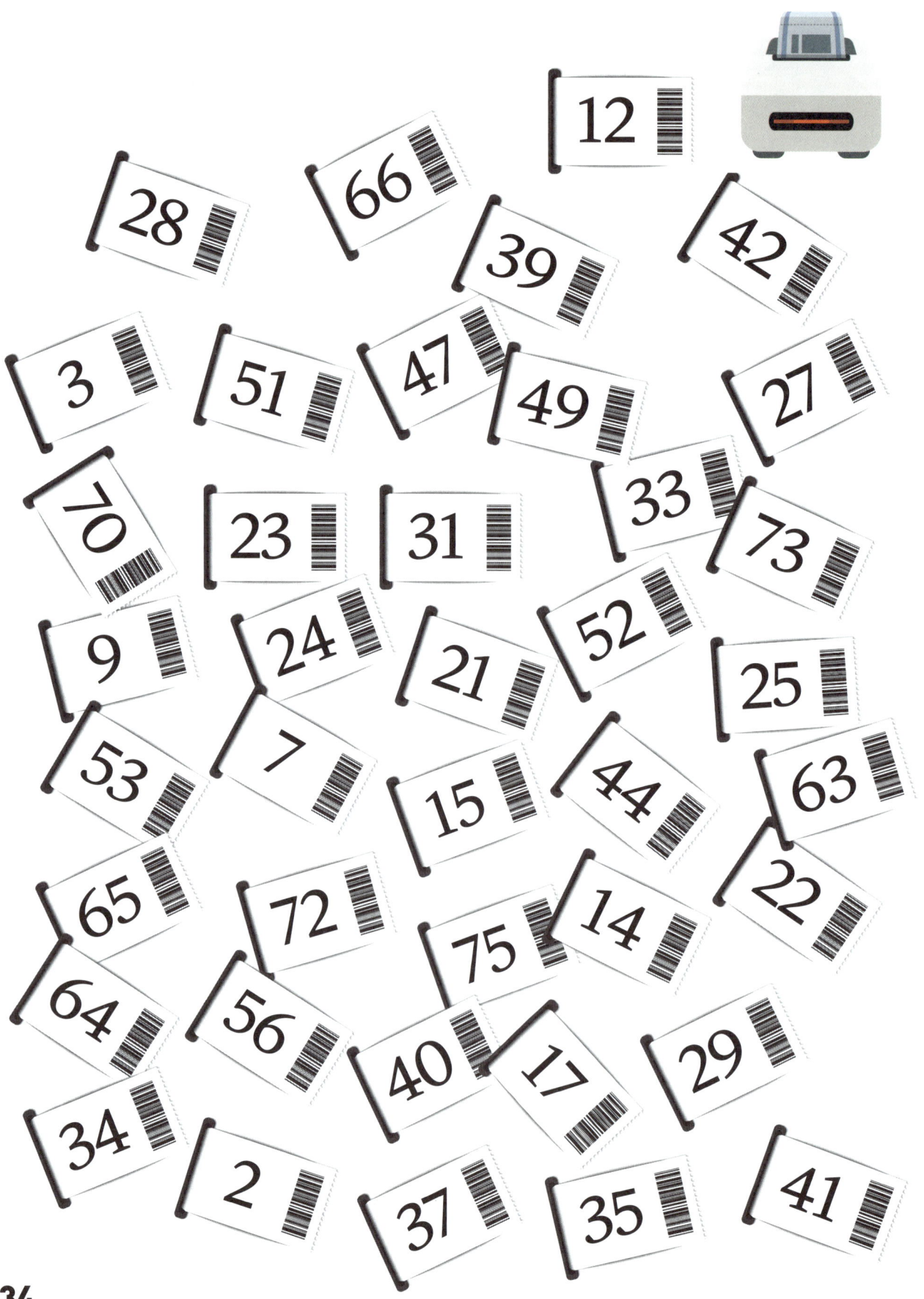

★ 나머지 반쪽을 그려 완성하고 색칠해 주세요.

07 오늘 날짜	매일 5분 운동을 했나요?(4~5쪽)	틀린 문제 확인했나요?	내 사인
년 월 일			

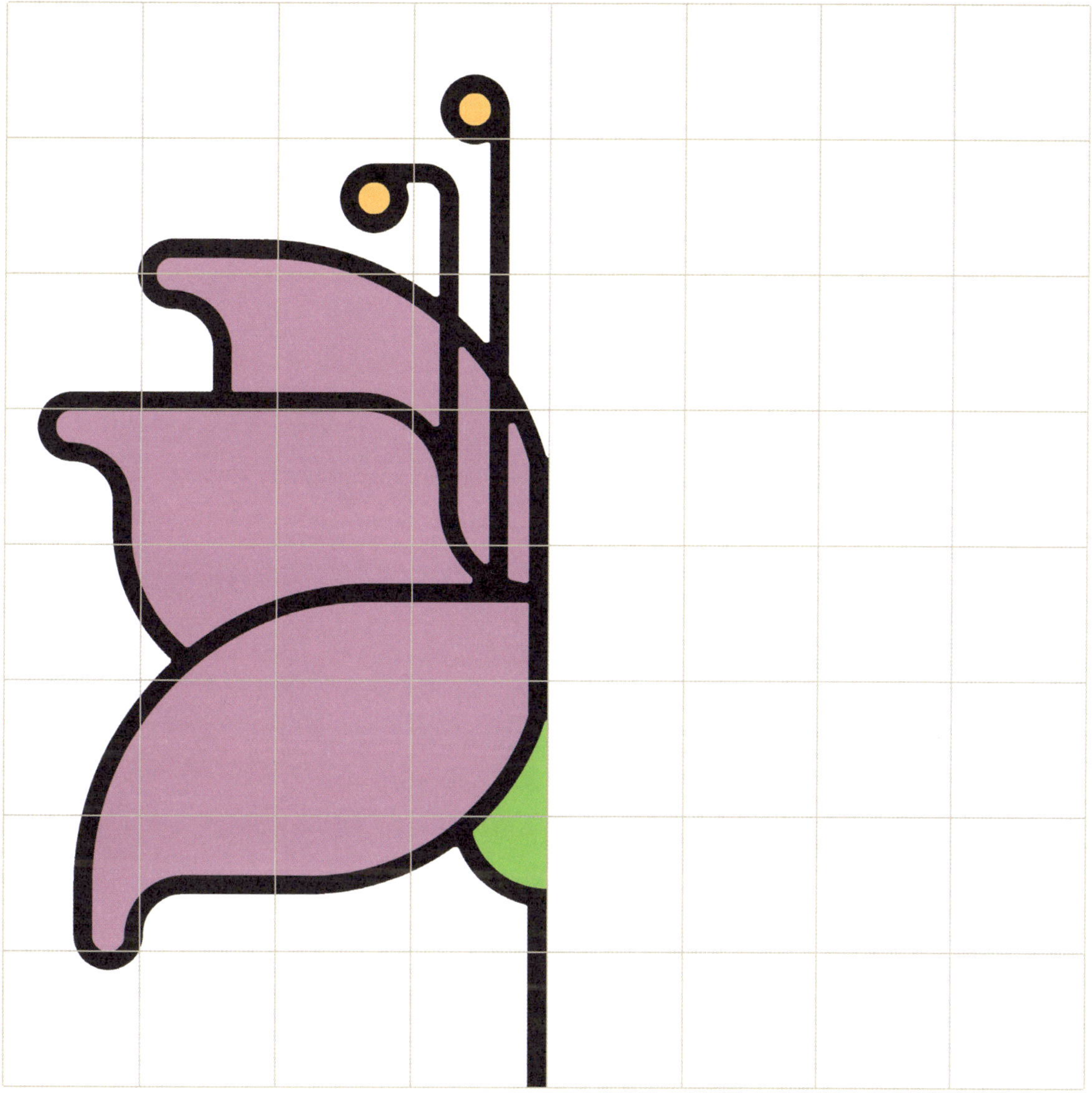

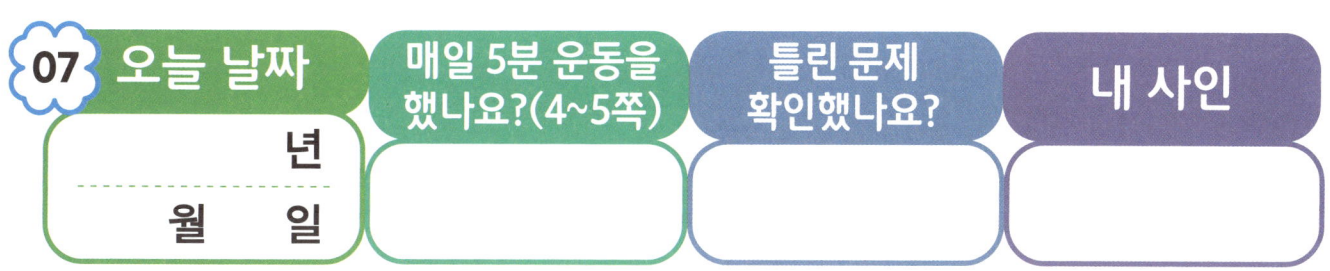

 숨은 그림 **7**개를 찾아 보세요.

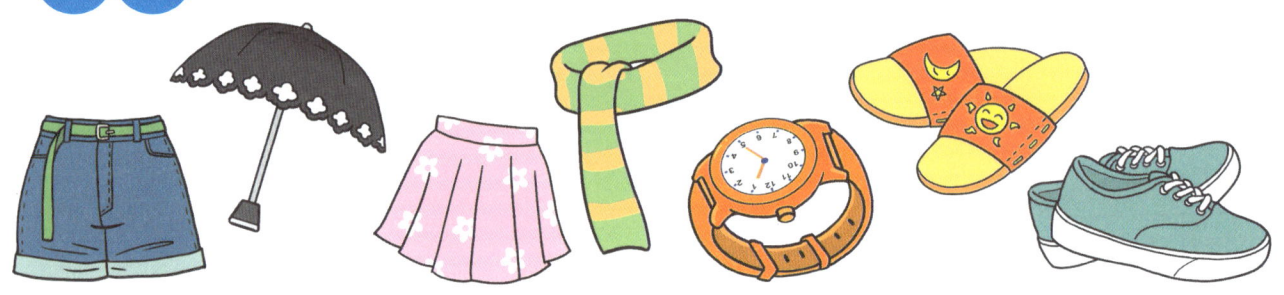

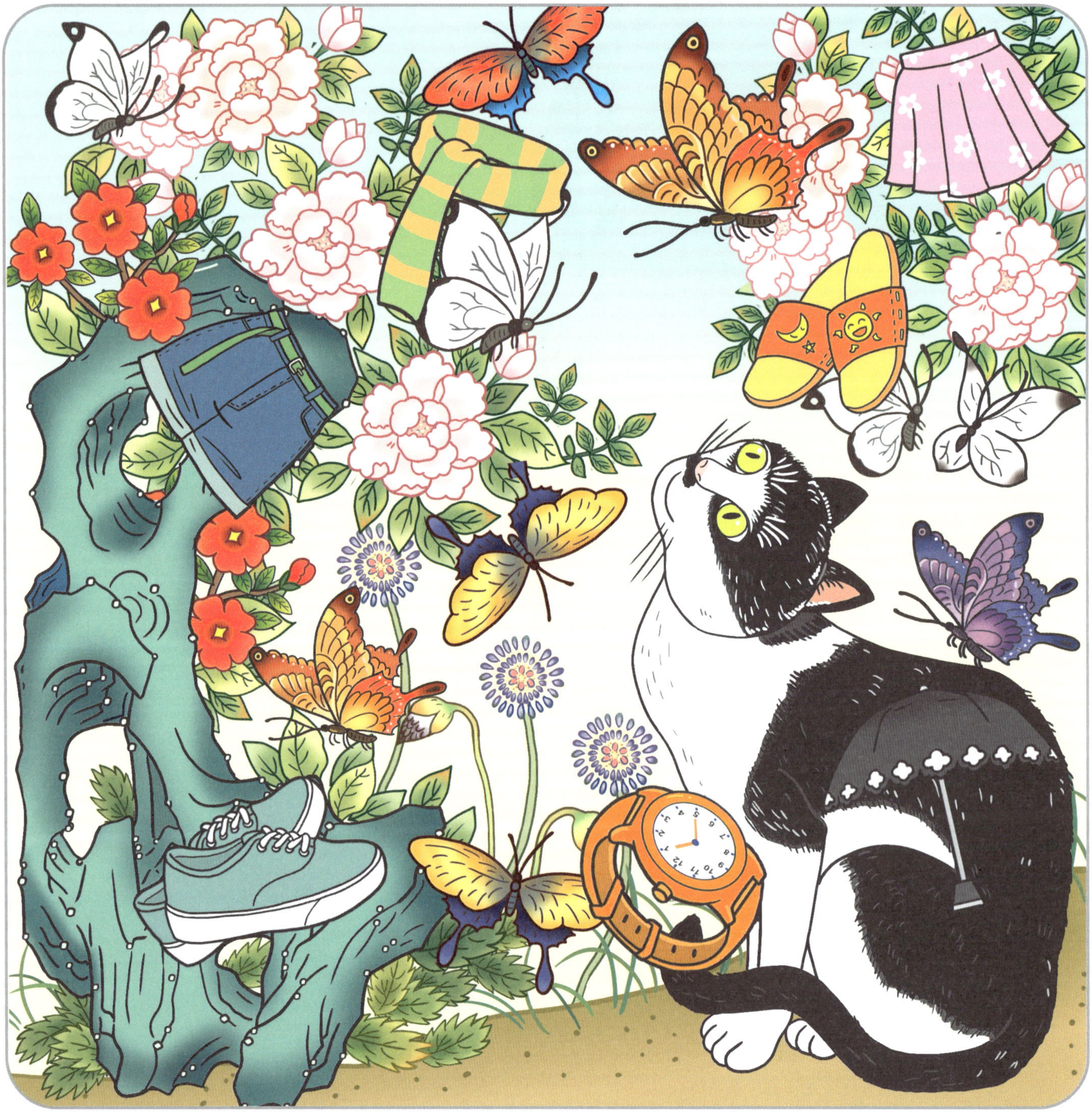

★ <보기>에서 해당 문양을 찾아 같은 색으로 도안을 칠해 보세요.

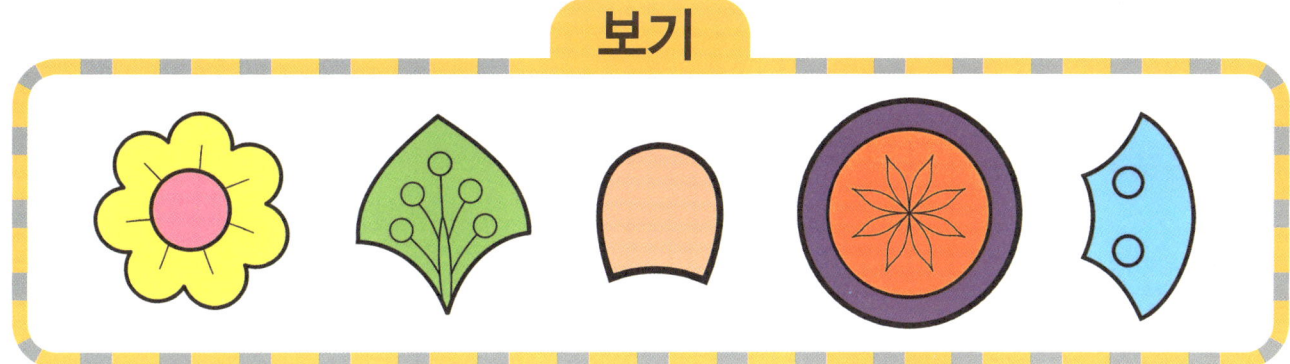

37

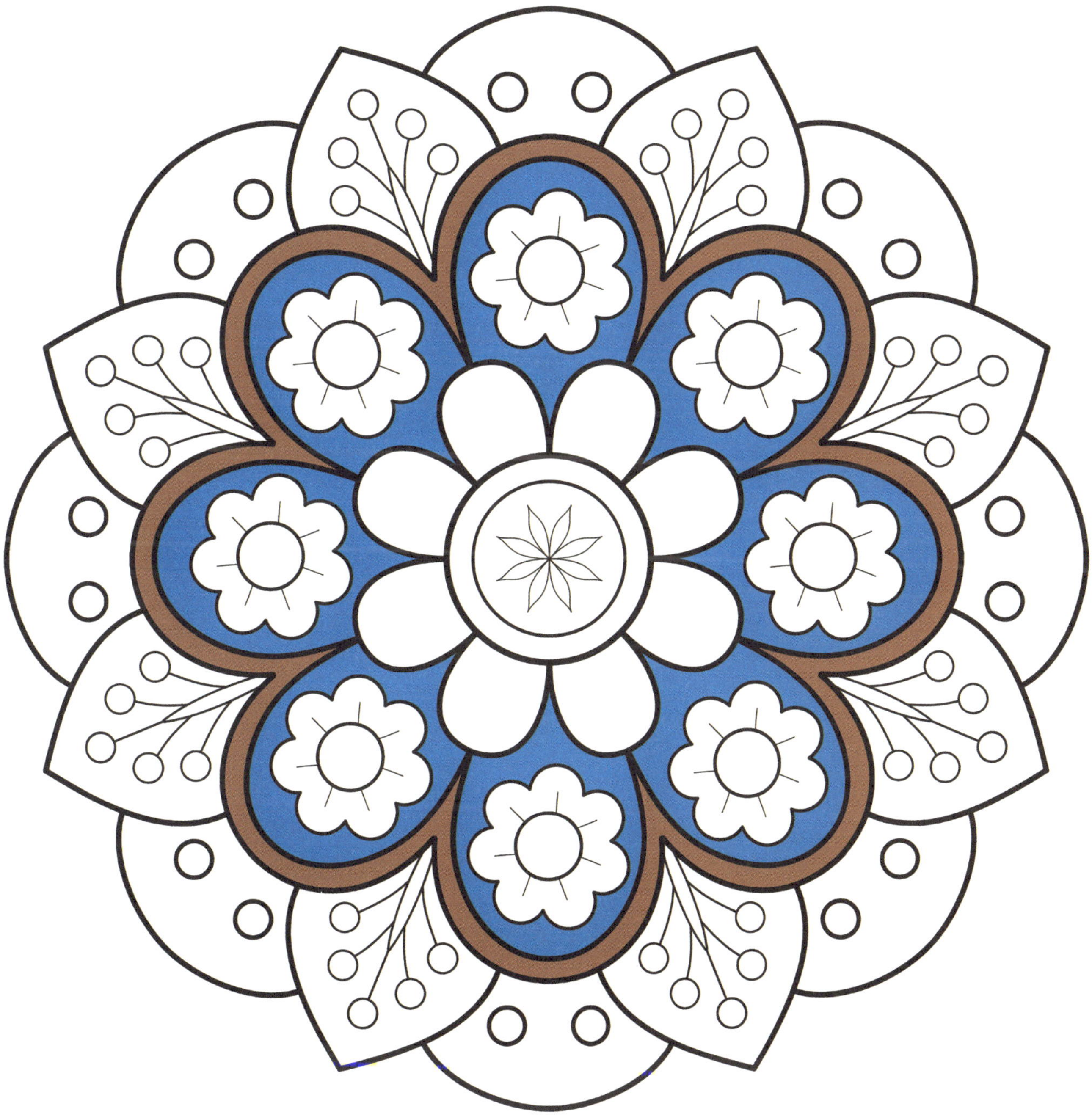

★ 사자성어 '九死一生(구사일생)'을 써 보세요.

九死一生
구 사 일 생

'아홉 번 죽을 뻔하다 한 번 살아난다'는 뜻으로, 죽을 고비를 여러 차례 넘기고 겨우 살아남을 이르는 말

예) 물에 빠졌다가 **구사일생**으로 살아났다.

九	死	一	生
아홉 **구**	죽을 **사**	하나 **일**	날 **생**
九	死	一	生

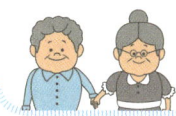

★ 나머지 반쪽을 그려 완성하고 색칠해 주세요.

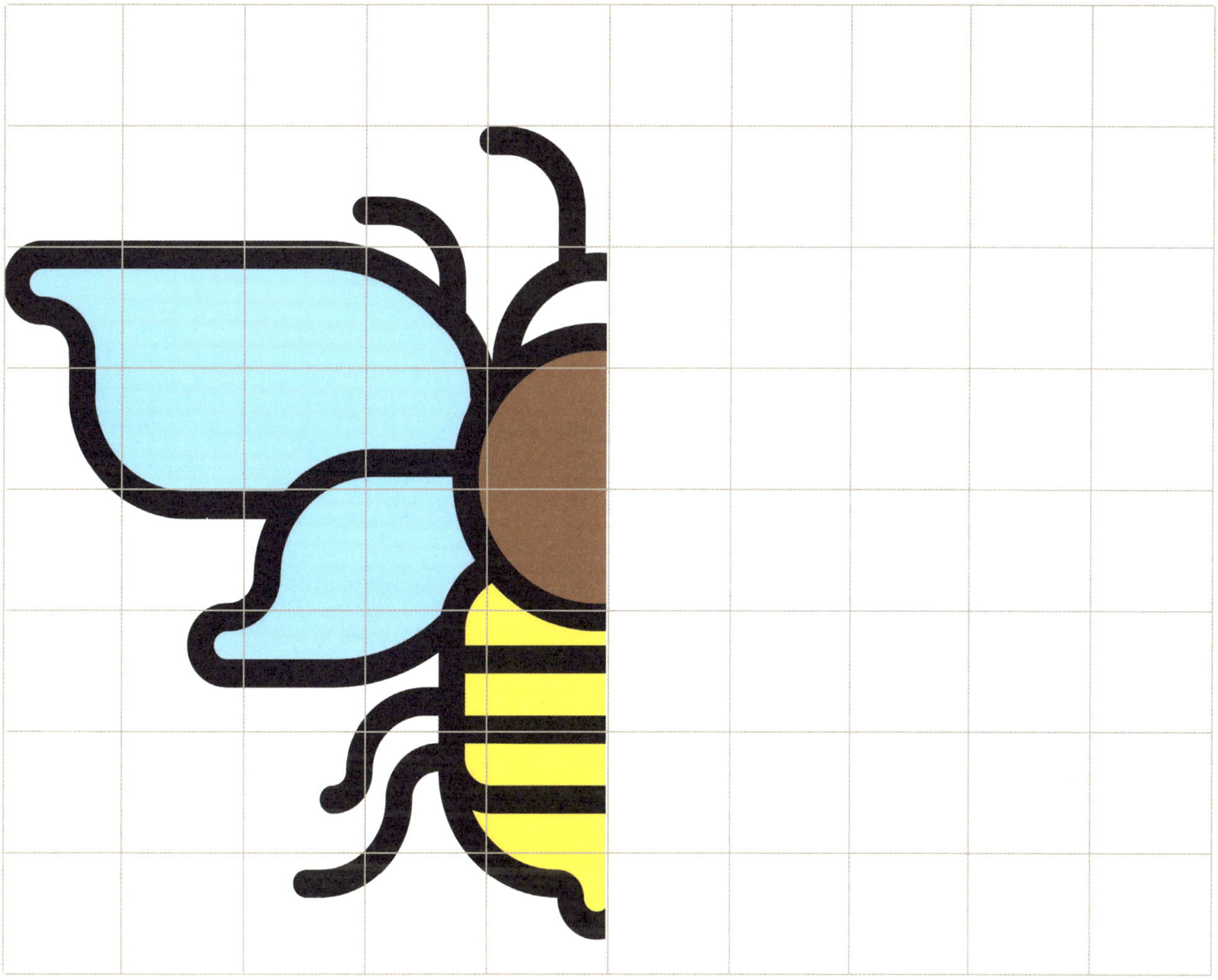

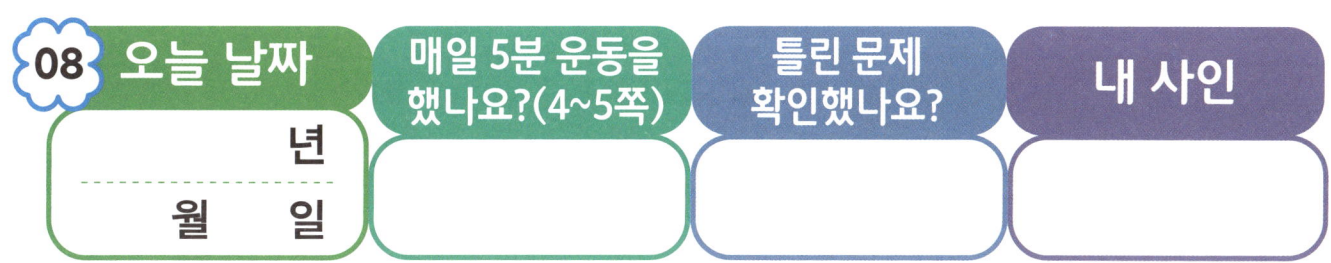

08 오늘 날짜	매일 5분 운동을 했나요?(4~5쪽)	틀린 문제 확인했나요?	내 사인
년 월　일			

39

09

빈칸에 적힌 숫자를 보고, 책의 뒤에서 같은 숫자가 적힌 색깔과 도형의 스티커를 찾은 다음 위치에 붙여 주면 그림이 완성됩니다.

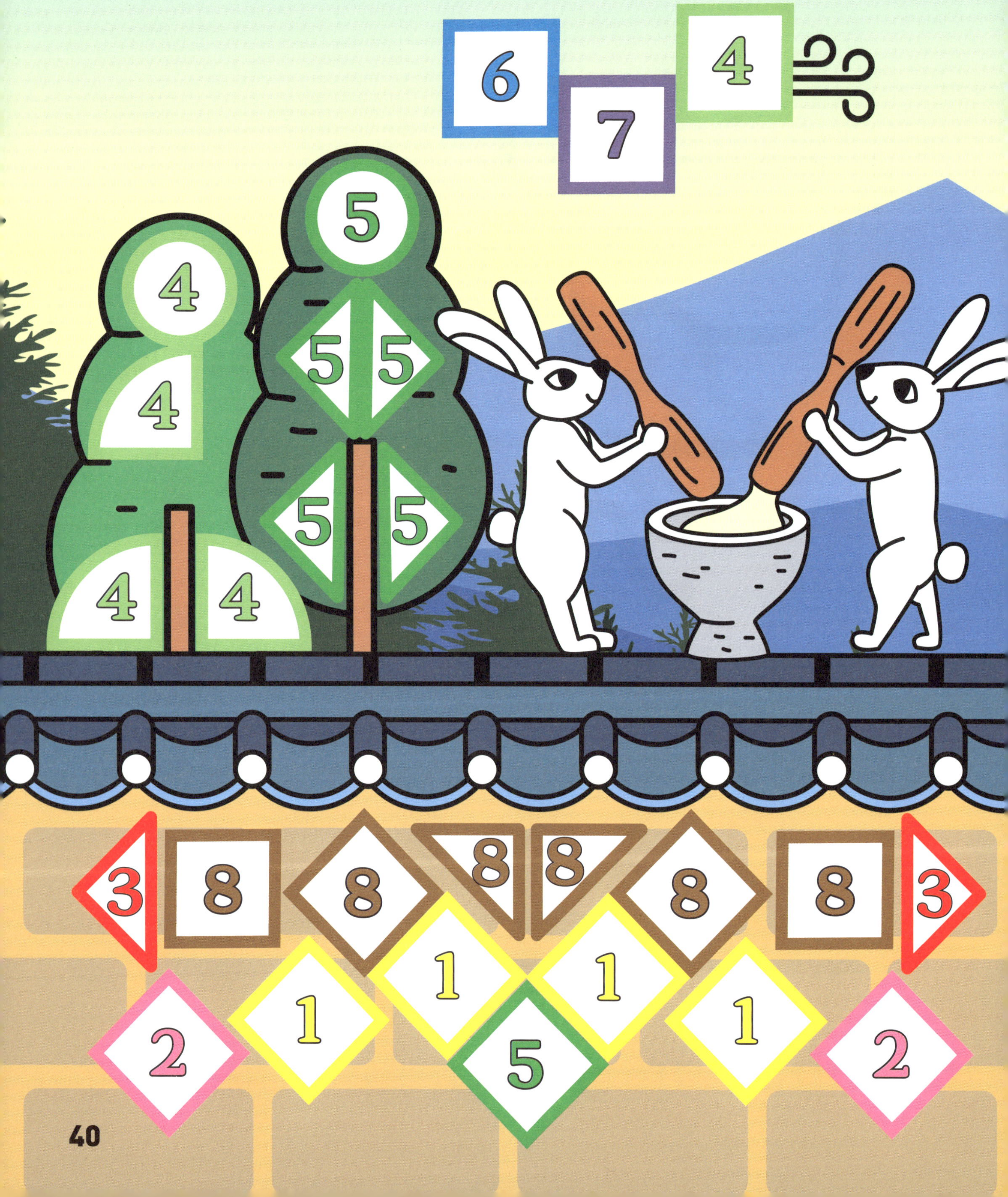

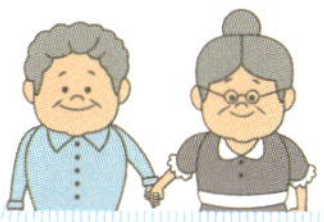

★ 〈보기〉에서 해당 문양을 찾아 같은 색으로 도안을 칠해 보세요.

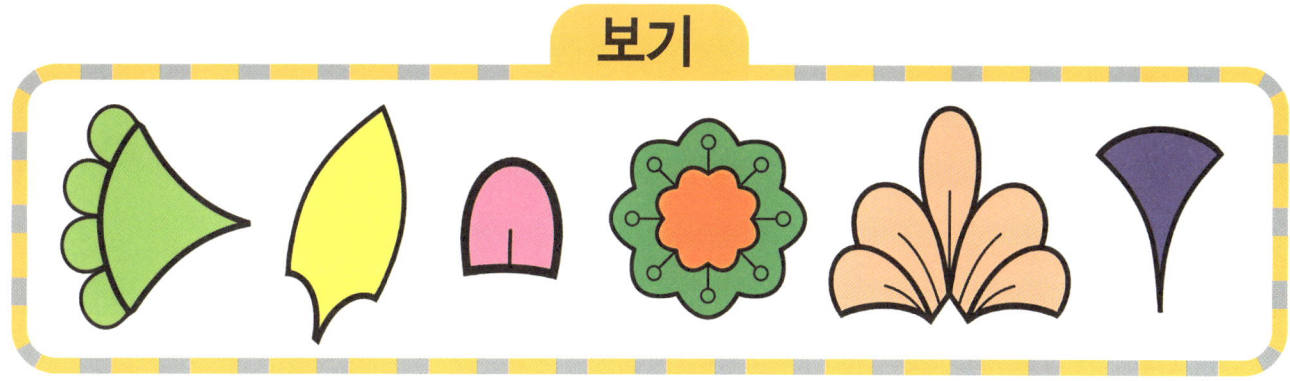

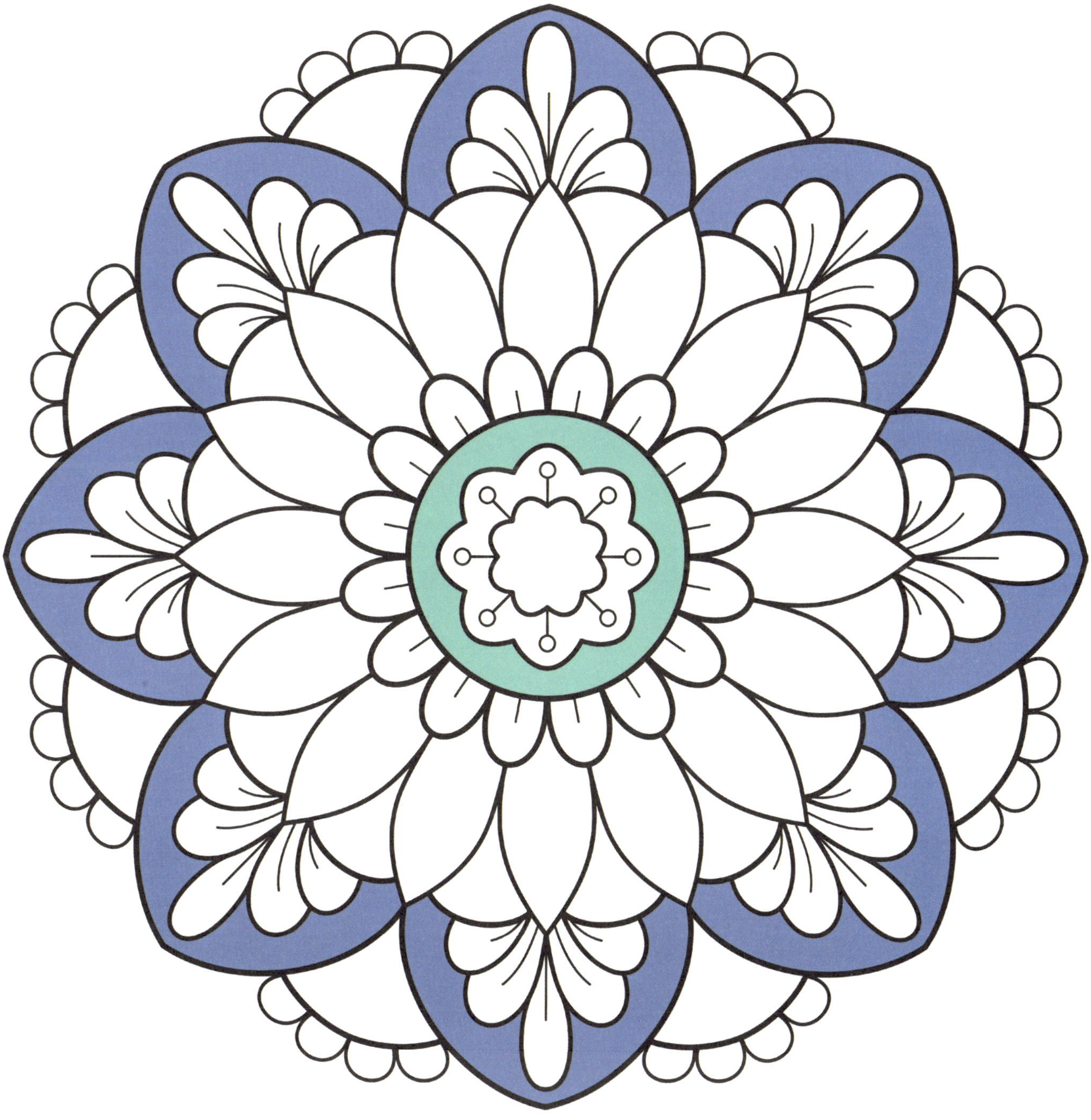

★ 다섯고개 퀴즈를 맞혀 보세요.

① 머리, 가슴, 배로 나누어져 있고 더듬이가 있는 곤충입니다.

② 여왕을 모시고 삽니다.

③ 자신의 몸무게보다 몇 배를 더 들 수 있어요.

④ 사회성을 갖고 있고 집단생활을 합니다.

⑤ 부지런한 사람에게 이 곤충의 별명이 붙기도 하지요.

정답 :

① 집단이 위기에 처하면 목숨을 바쳐 싸웁니다.

② 여왕만 알을 낳아요.

③ 독침이 있어요.

④ 줄무늬가 선명한 둥근 엉덩이가 특징입니다.

⑤ 식물의 꿀과 꽃가루를 먹고 살아요.

정답 :

★ 나머지 반쪽을 그려 완성하고 색칠해 주세요.

09 오늘 날짜	매일 5분 운동을 했나요?(4~5쪽)	틀린 문제 확인했나요?	내 사인
년 월 일			

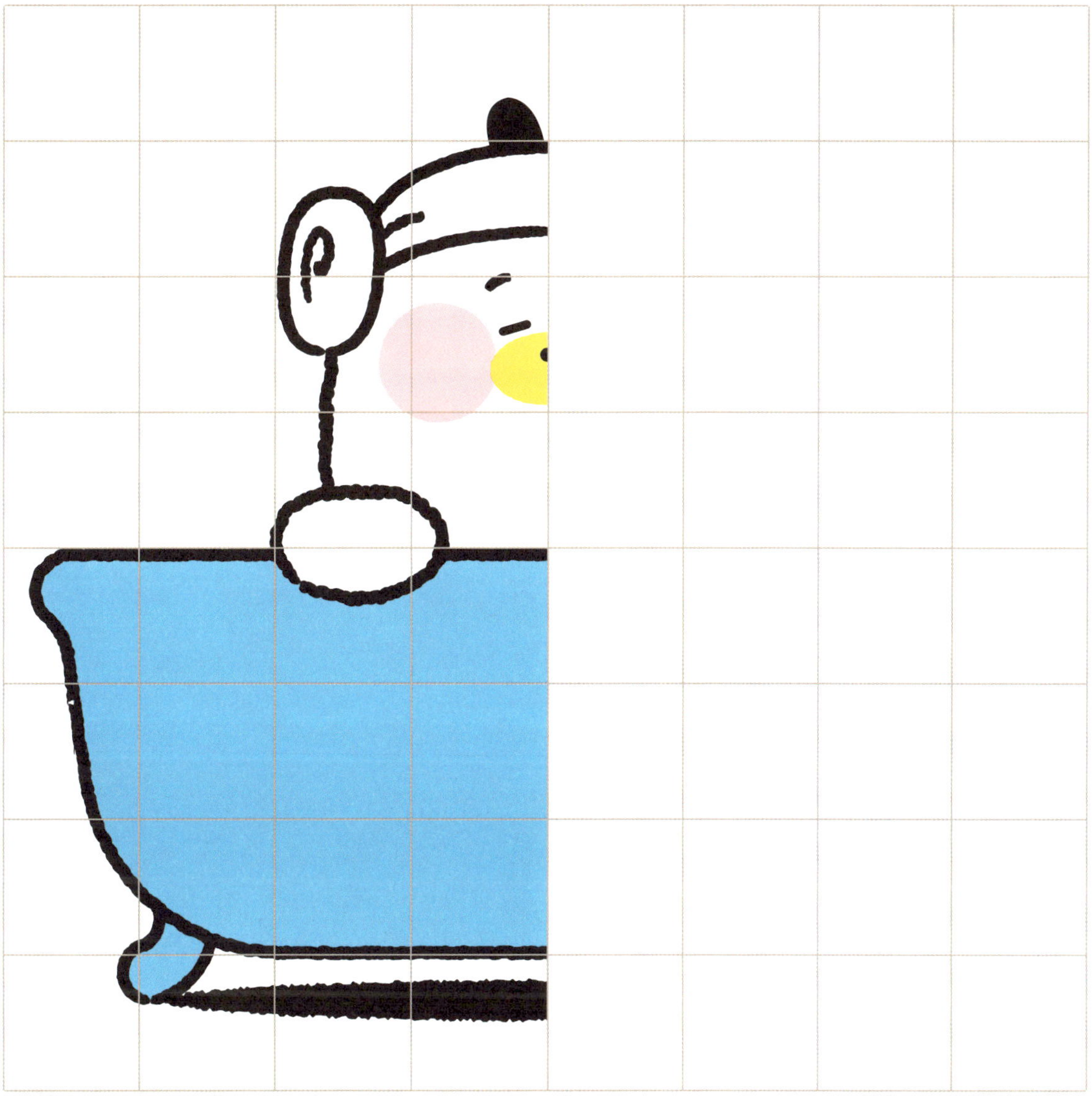

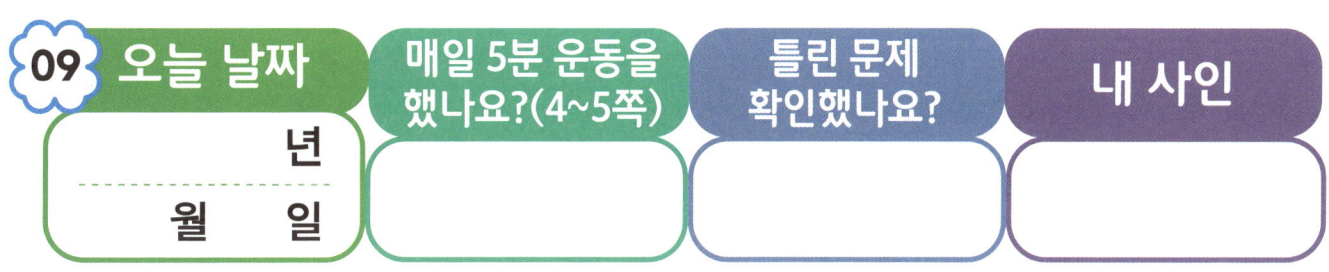

 **10** 숨은 그림 **7**개를 찾아 보세요.

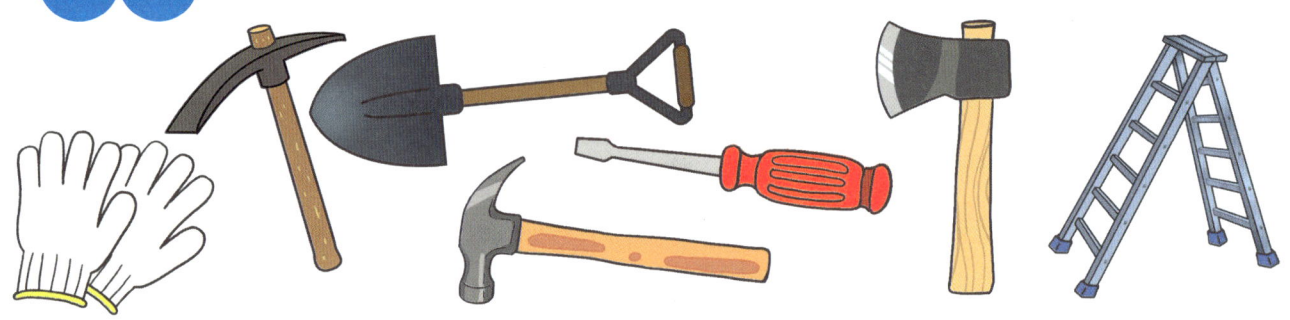

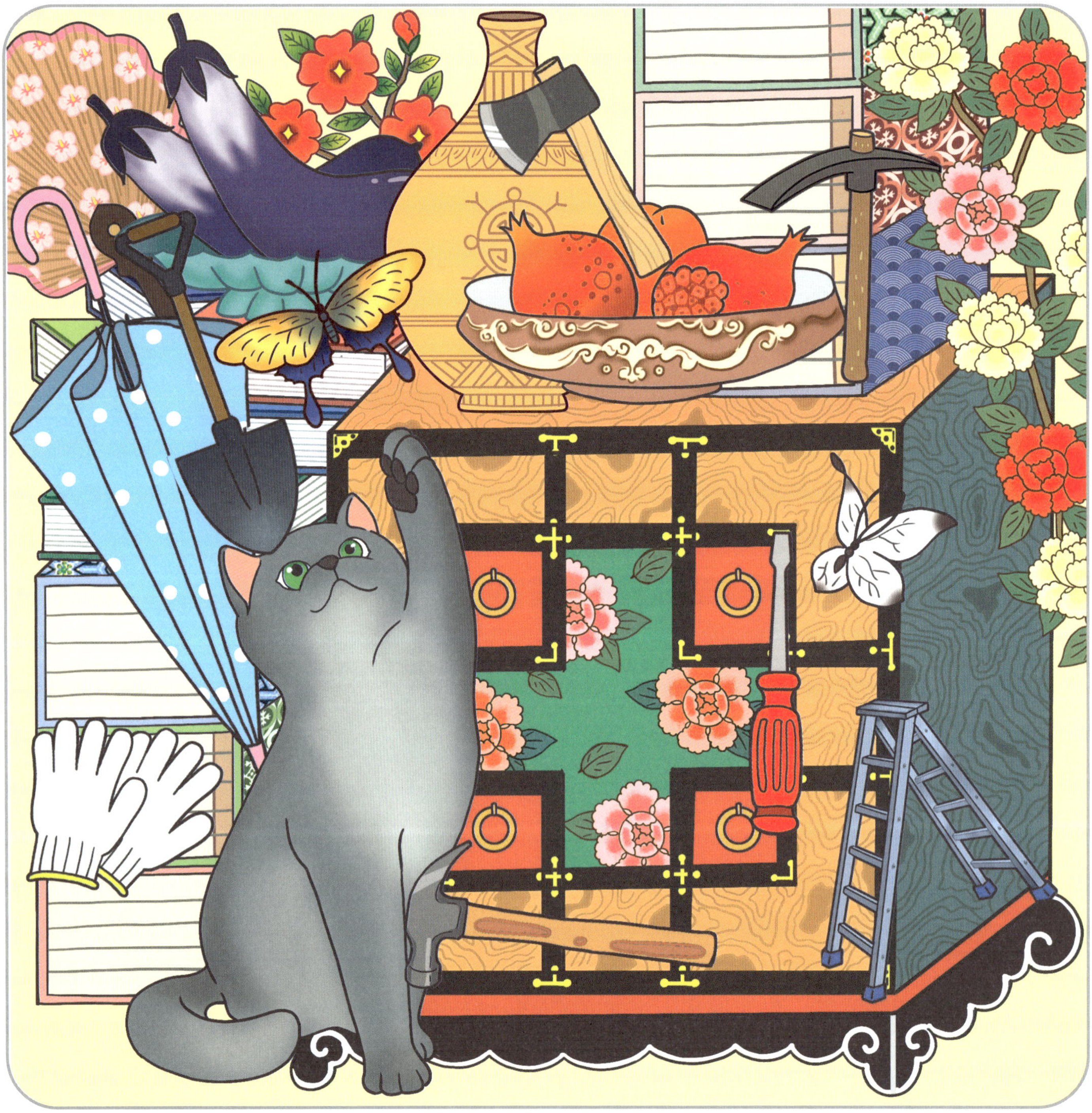

★ <보기>에서 해당 문양을 찾아 같은 색으로 도안을 칠해 보세요.

보기

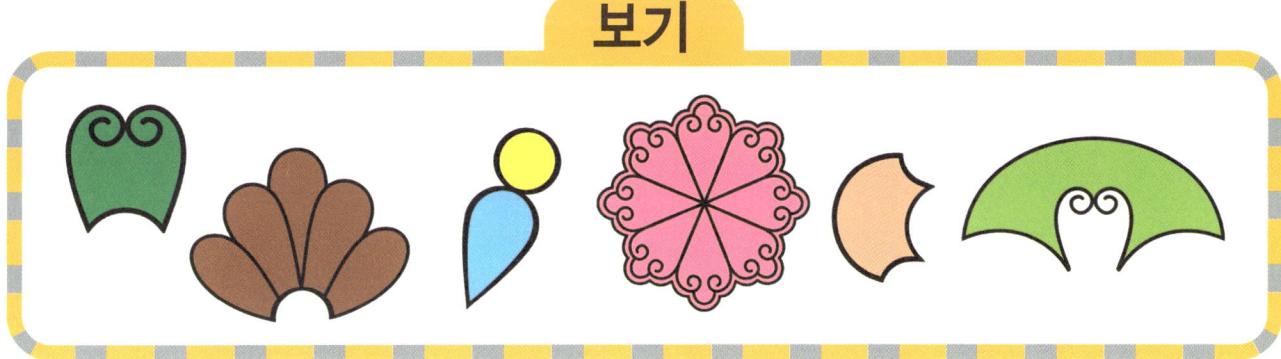

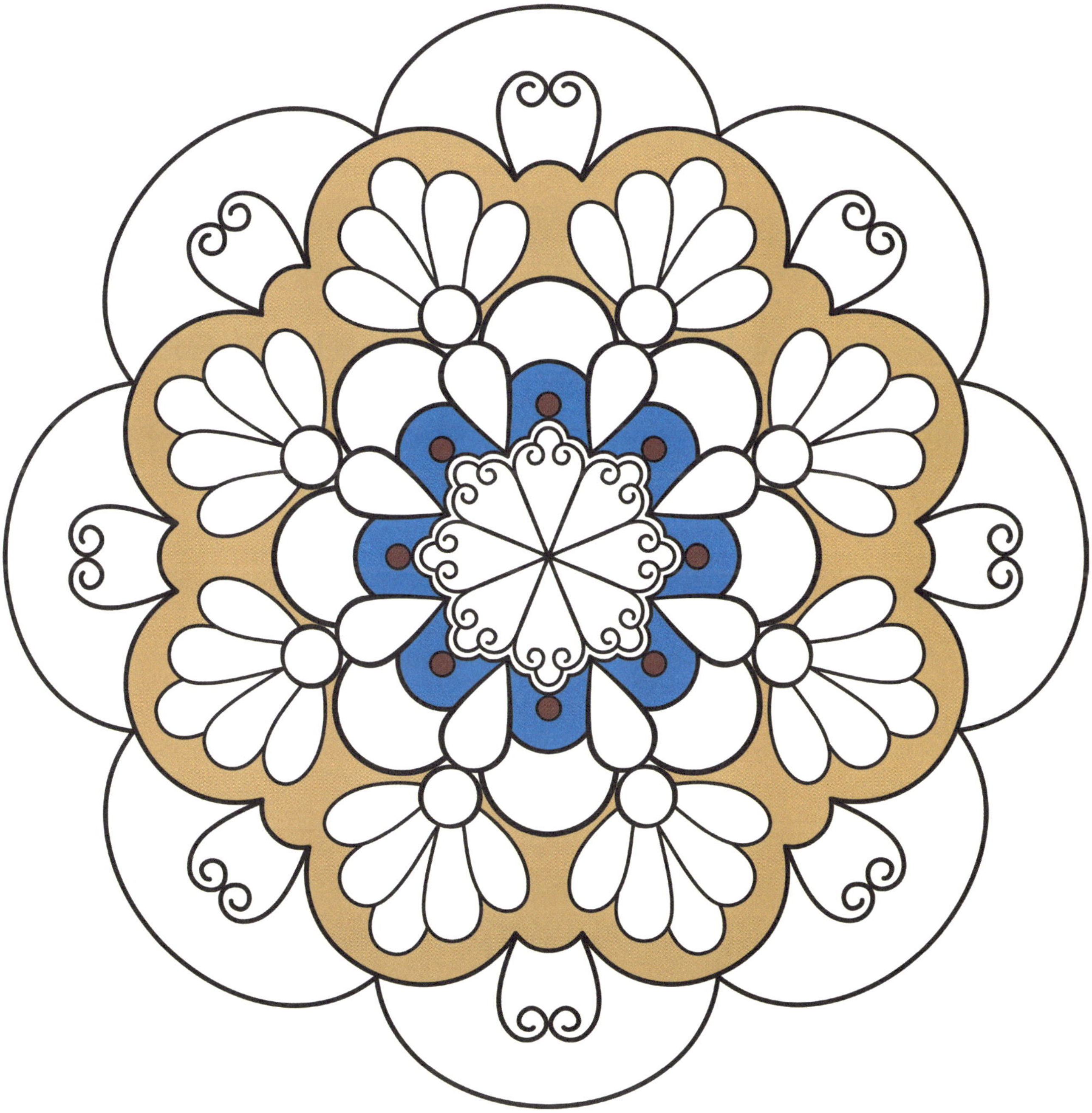

★ 네모 칸 안에 알맞은 단어를 넣어 속담을 완성하세요.

1 ☐이 열 개라도 할 ☐이 없다

(잘못이 명백히 드러나 변명의 여지가 없음을 이르는 말입니다.)

2 자라 보고 놀란 가슴 ☐☐ 보고 놀란다

(어떤 것에 몹시 놀란 사람은 그것과 비슷한 사물만 봐도 겁을 먹는다는 속담입니다.)

3 가지 많은 나무에 ☐☐ 잘 날이 없다

(자식을 많이 둔 부모는 자식을 위하는 걱정이 그치질 않는다는 말입니다.)

4 참새가 ☐☐☐을 그저 지나랴

(자기가 좋아하는 곳을 그냥 지나치지 못한다는 속담입니다.)

5 ☐☐이 많으면 배가 ☐으로 간다

(주장하는 사람들이 많으면 일이 제대로 마무리되기 어렵다는 말입니다.)

★ 나머지 반쪽을 그려 완성하고 색칠해 주세요.

10 오늘 날짜	매일 5분 운동을 했나요?(4~5쪽)	틀린 문제 확인했나요?	내 사인
년 월 일			

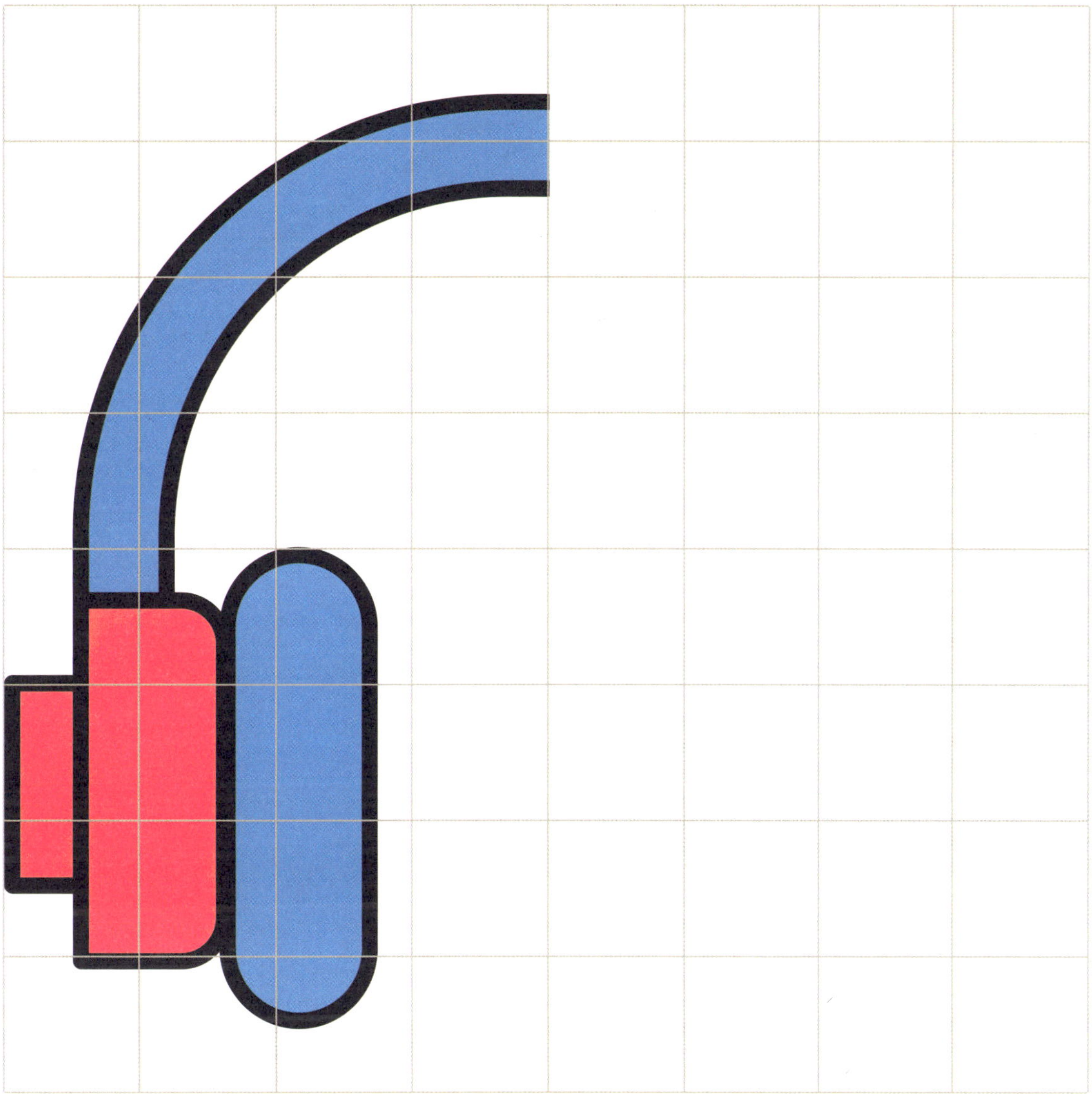

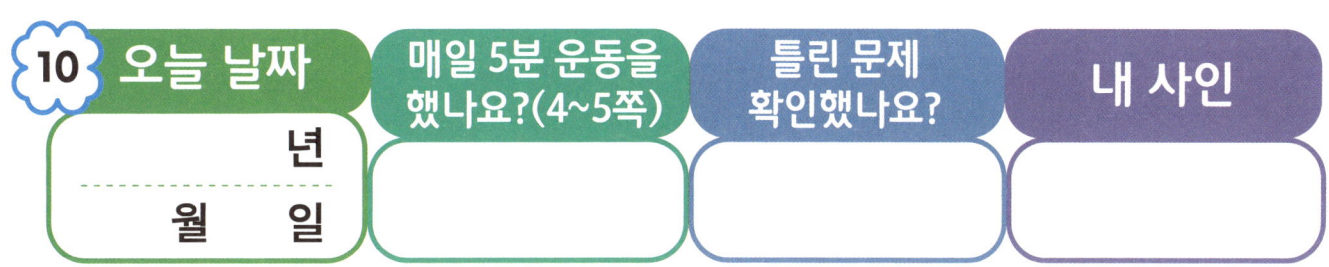

11 빈칸에 적힌 숫자를 보고, 책의 뒤에서 같은 숫자가 적힌 색깔과 도형의 스티커를 찾은 다음 위치에 붙여 주면 그림이 완성됩니다.

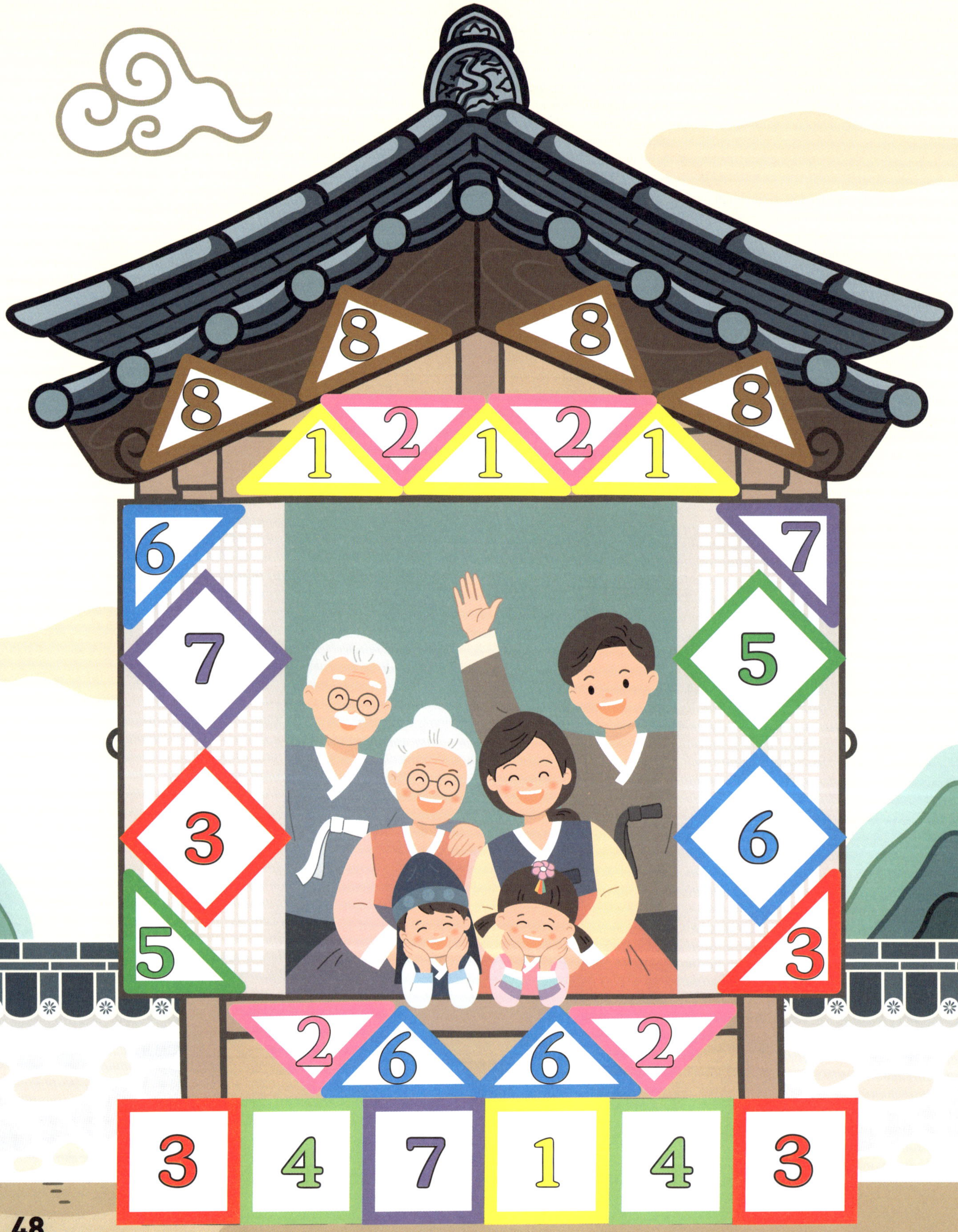

★ 〈보기〉에서 해당 문양을 찾아 같은 색으로 도안을 칠해 보세요.

보기

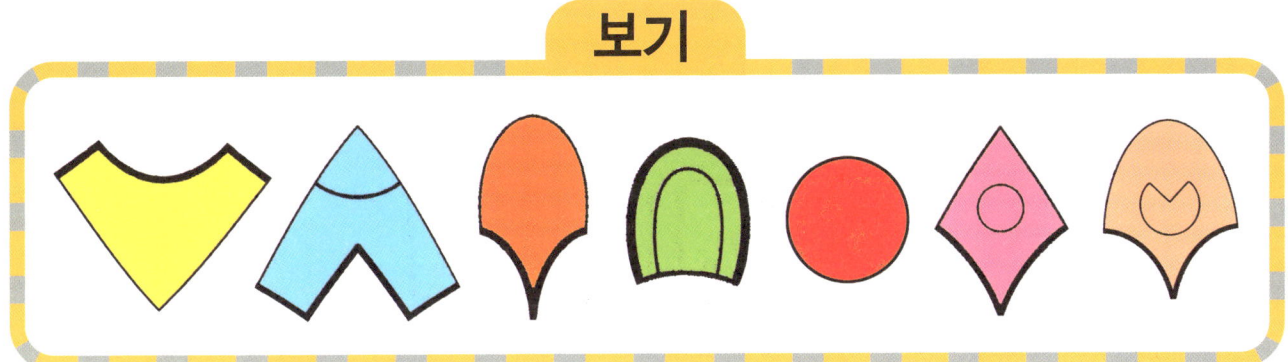

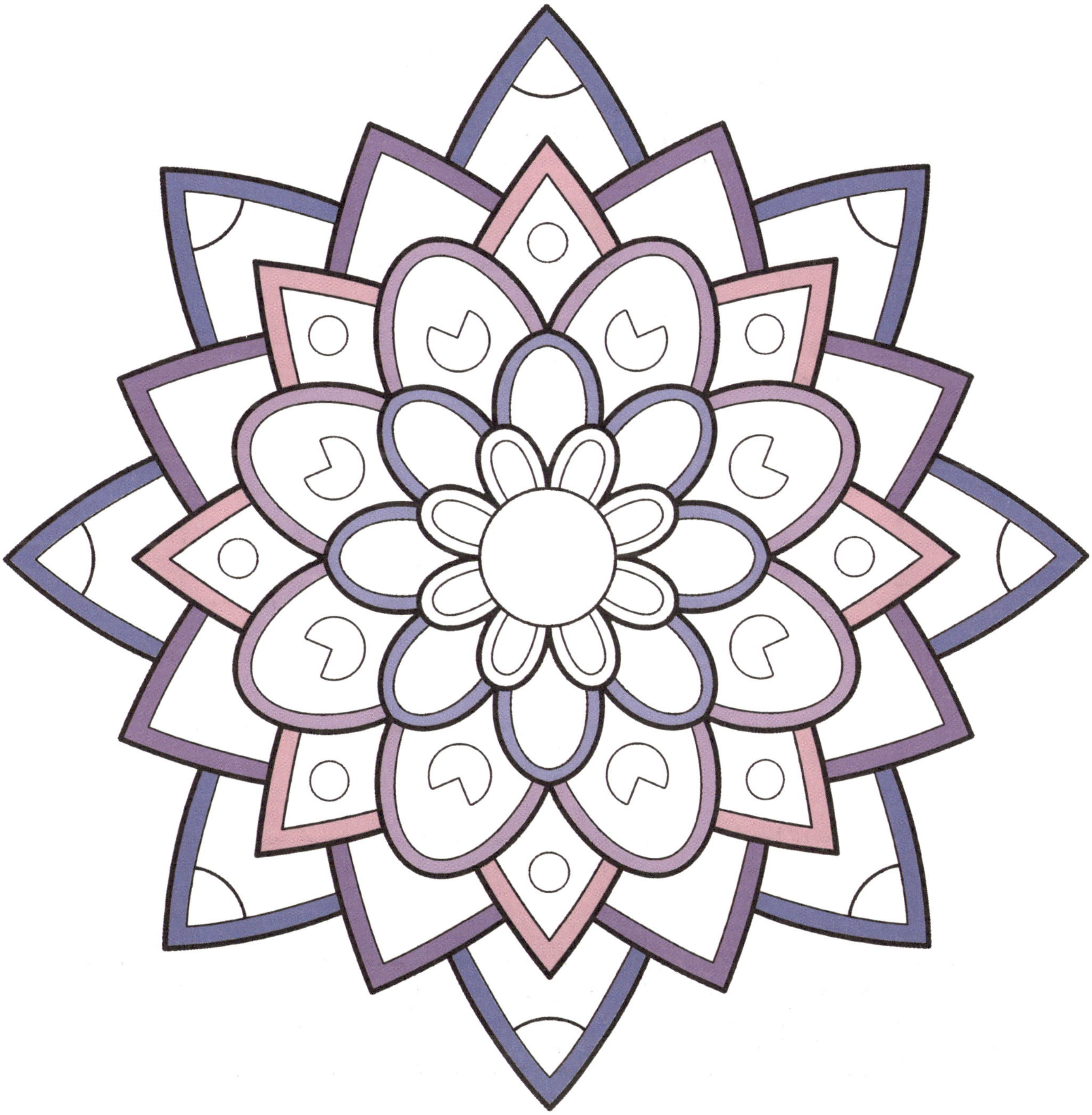

★ 거울에 비친 주사위의 검은 점을 그려 주세요.
(좌우가 뒤바뀌어요.)

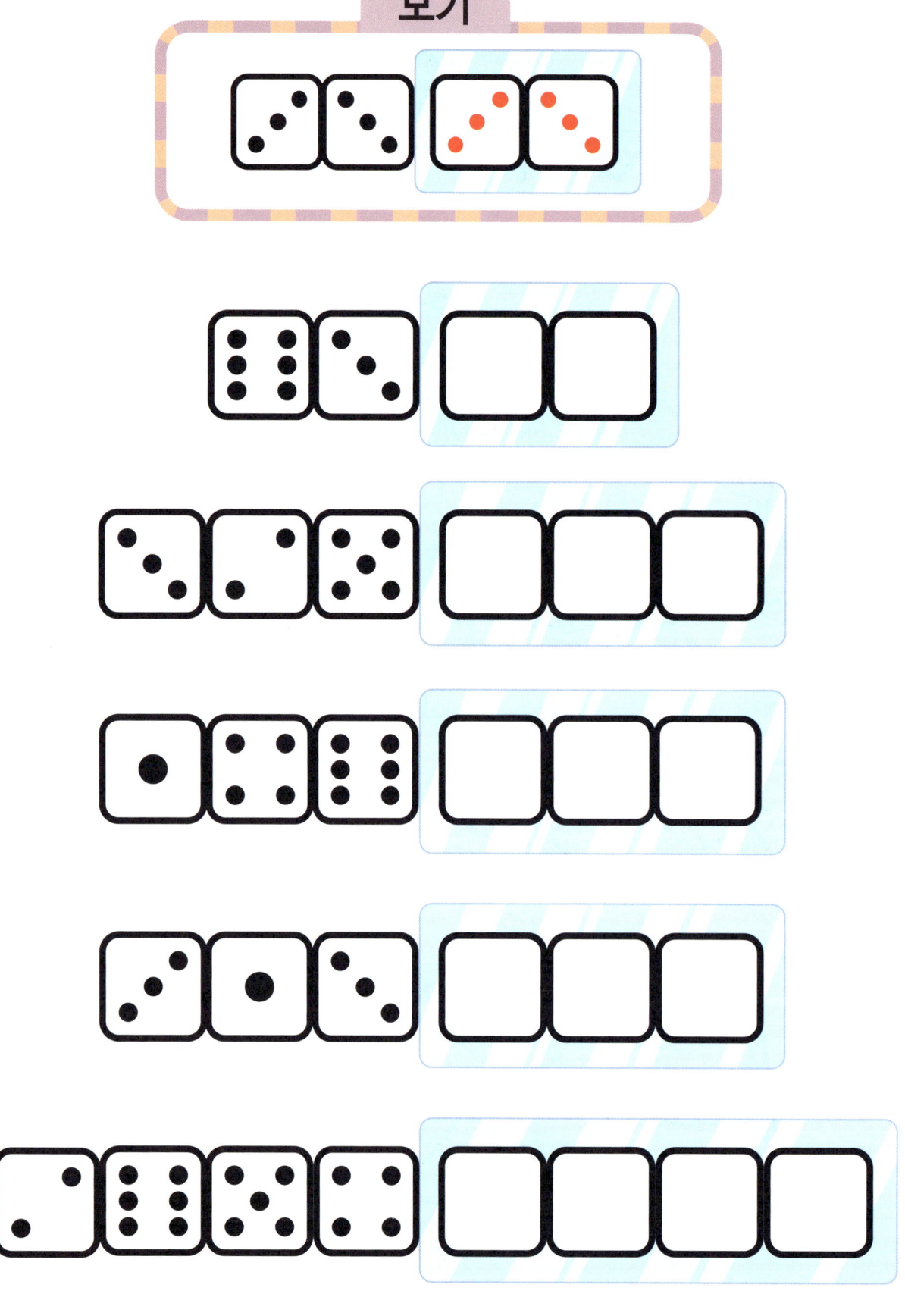

★ 나머지 반쪽을 그려 완성하고 색칠해 주세요.

11 오늘 날짜	매일 5분 운동을 했나요?(4~5쪽)	틀린 문제 확인했나요?	내 사인
년 월 일			

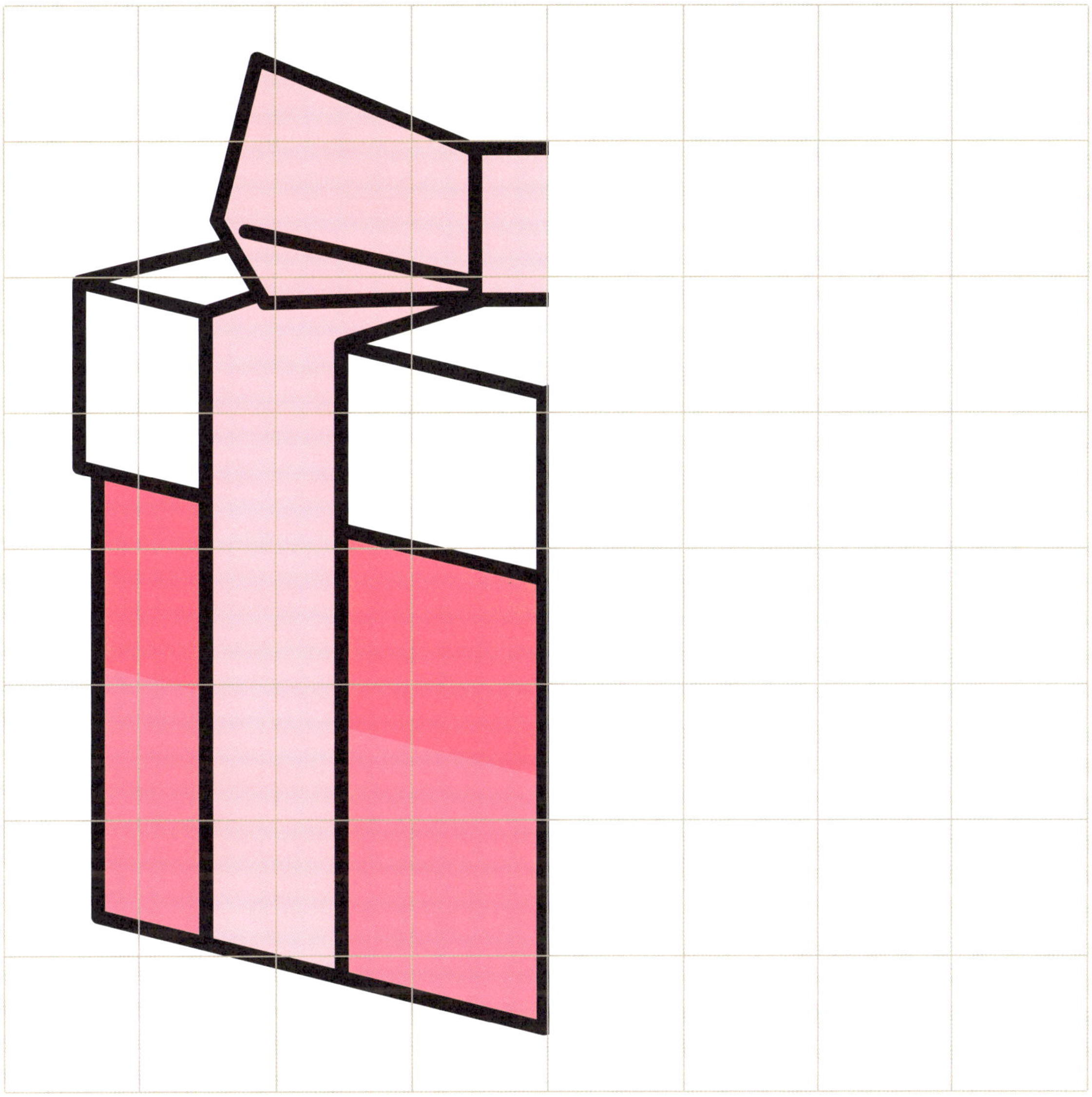

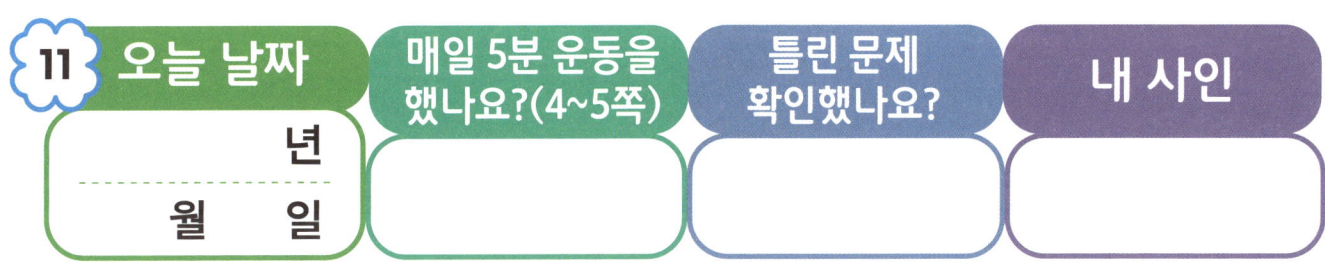

# 12 숨은 그림 **7**개를 찾아 보세요.

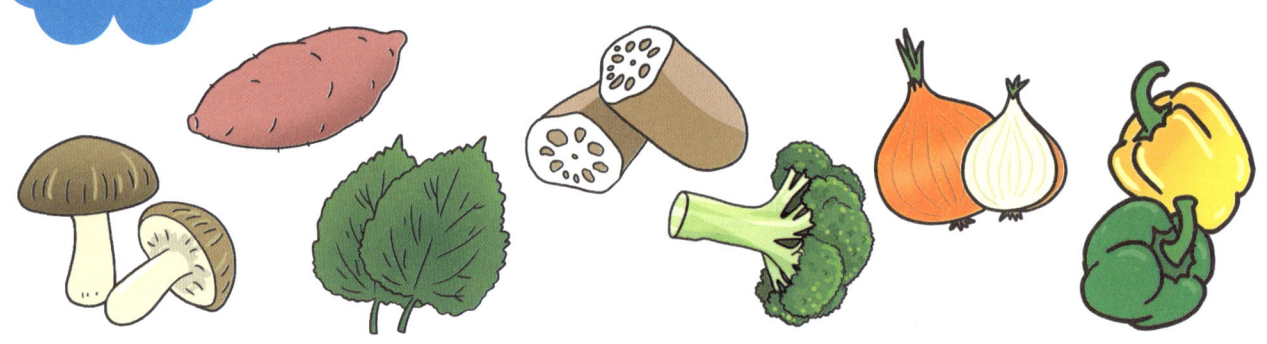

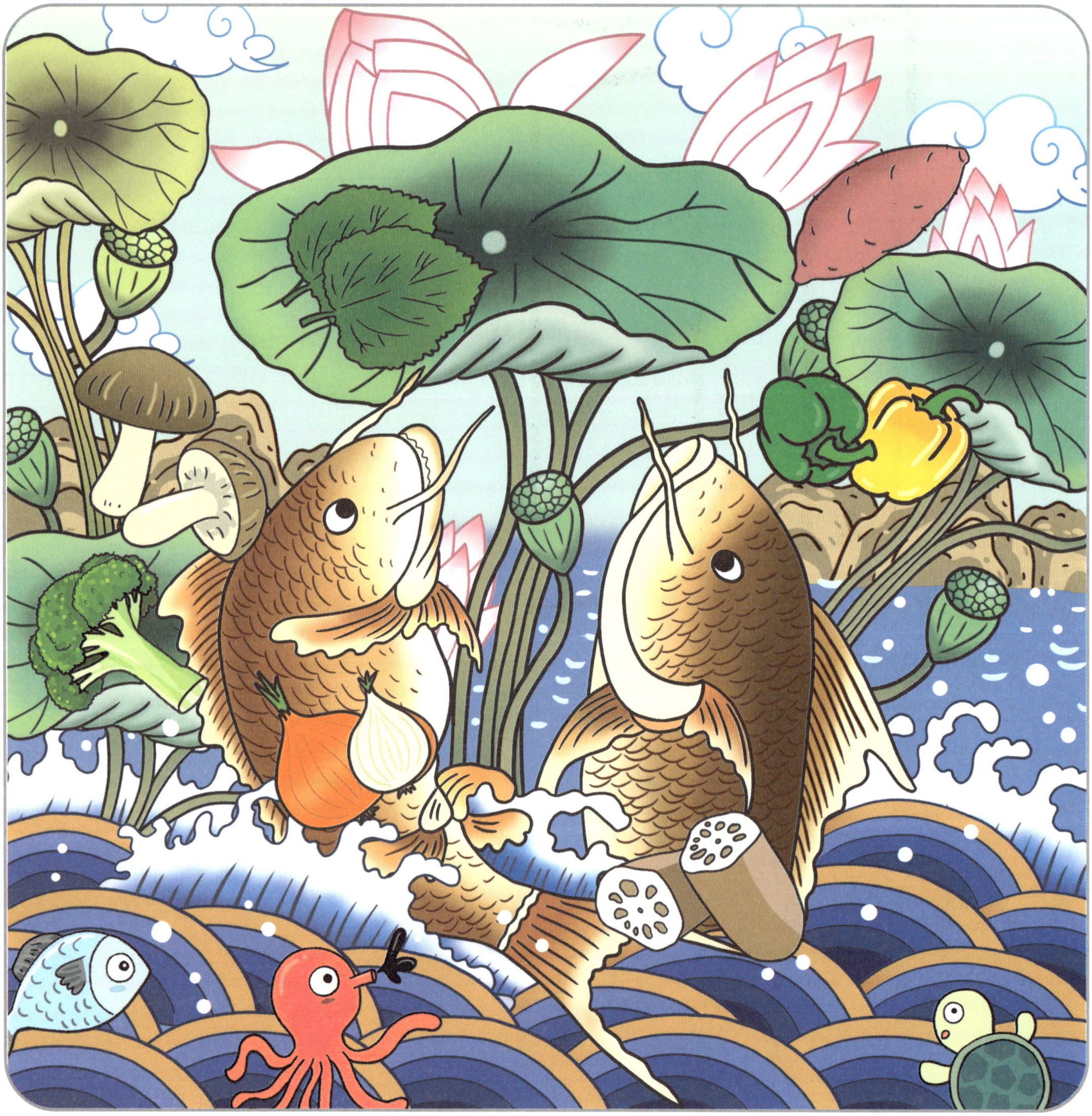

★ 〈보기〉에서 해당 문양을 찾아 같은 색으로 도안을 칠해 보세요.

보기

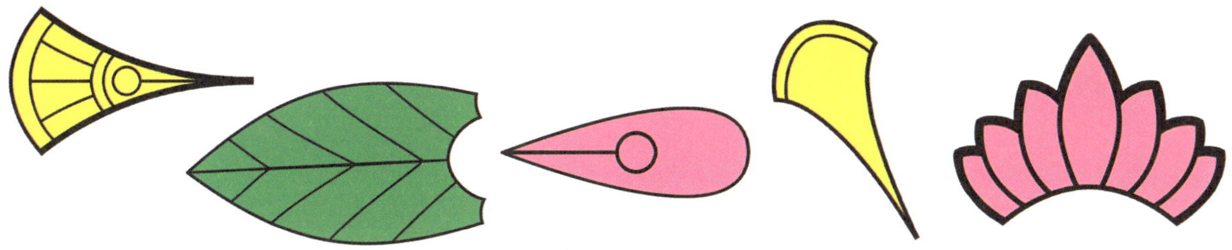

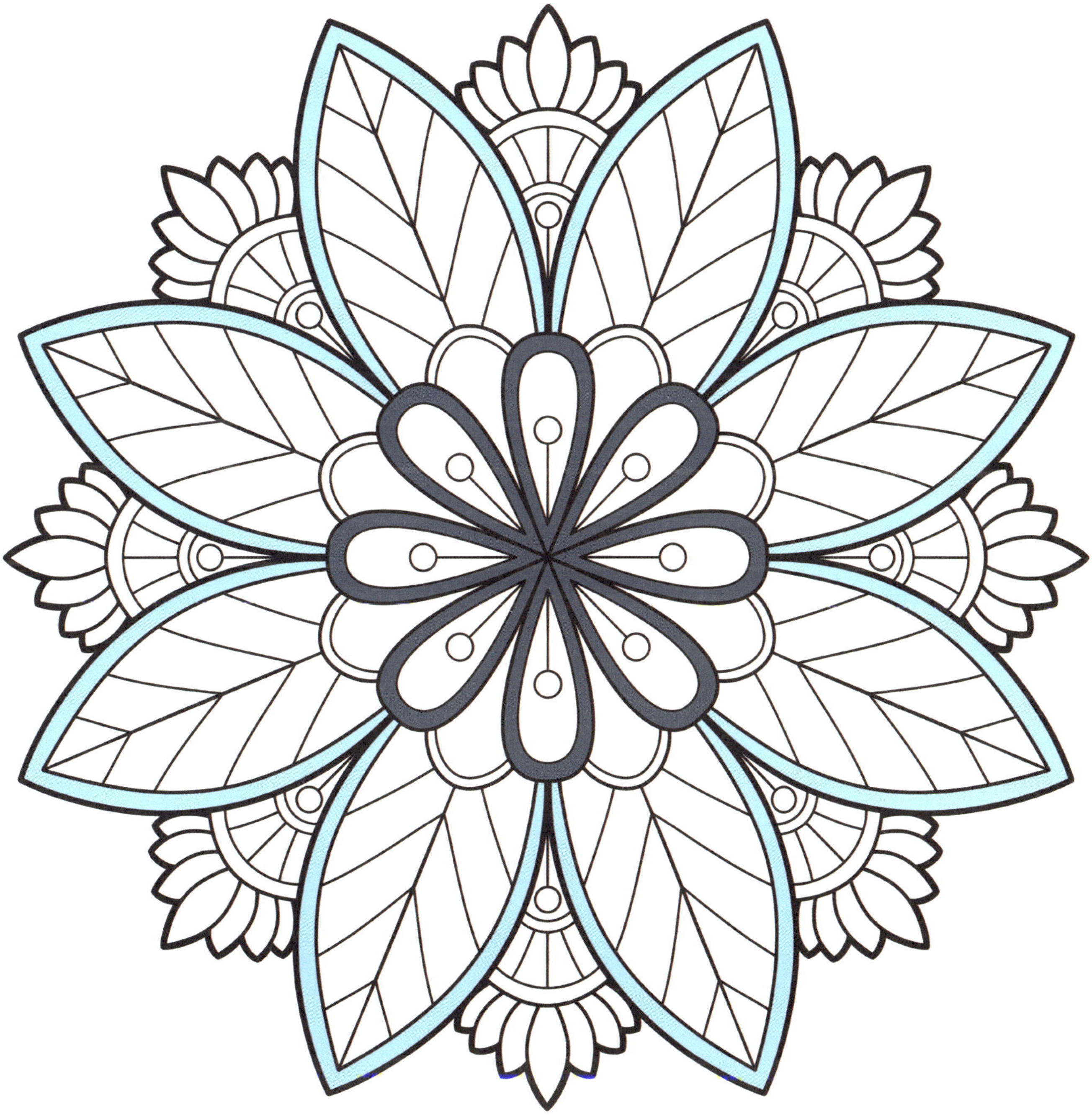

★ 사자성어 '雨後竹筍(우후죽순)'을 써 보세요.

雨後竹筍
우 후 죽 순

'비가 온 뒤에 여기저기 솟는 죽순'이라는 뜻으로, 어떤 일이 한때에 많이 발생함

예 요즘 **우후죽순**으로 생겨나는 카페들

雨	後	竹	筍
비 **우**	뒤 **후**	대 **죽**	죽순 **순**
雨	後	竹	筍

★ 나머지 반쪽을 그려 완성하고 색칠해 주세요.

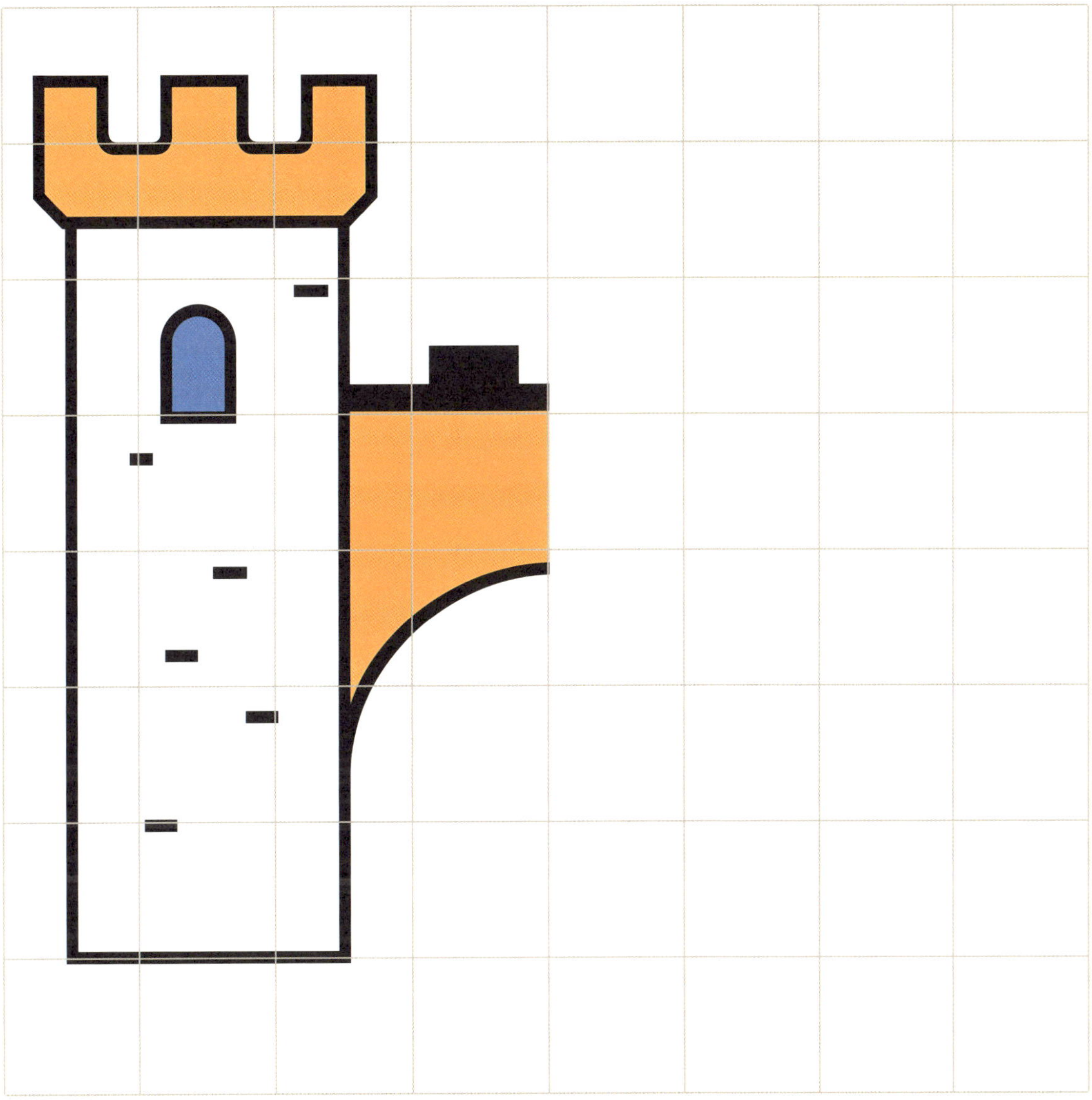

12 오늘 날짜	매일 5분 운동을 했나요?(4~5쪽)	틀린 문제 확인했나요?	내 사인
년 월 일			

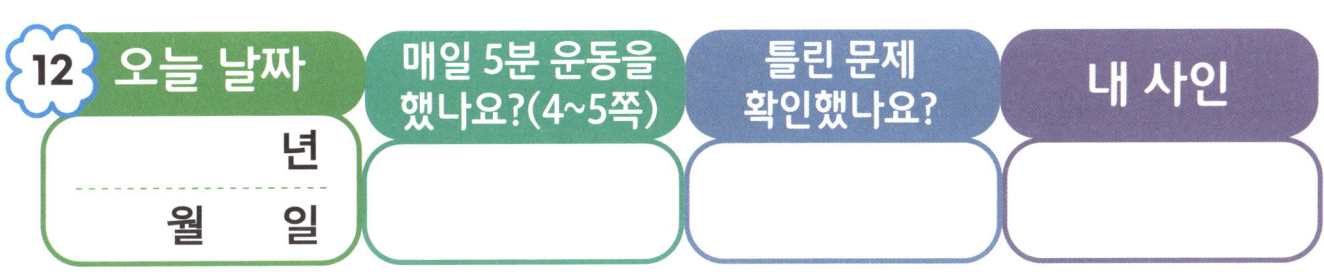

13

빈칸에 적힌 숫자를 보고, 책의 뒤에서 같은 숫자가 적힌 색깔과 도형의 스티커를 찾은 다음 위치에 붙여 주면 그림이 완성됩니다.

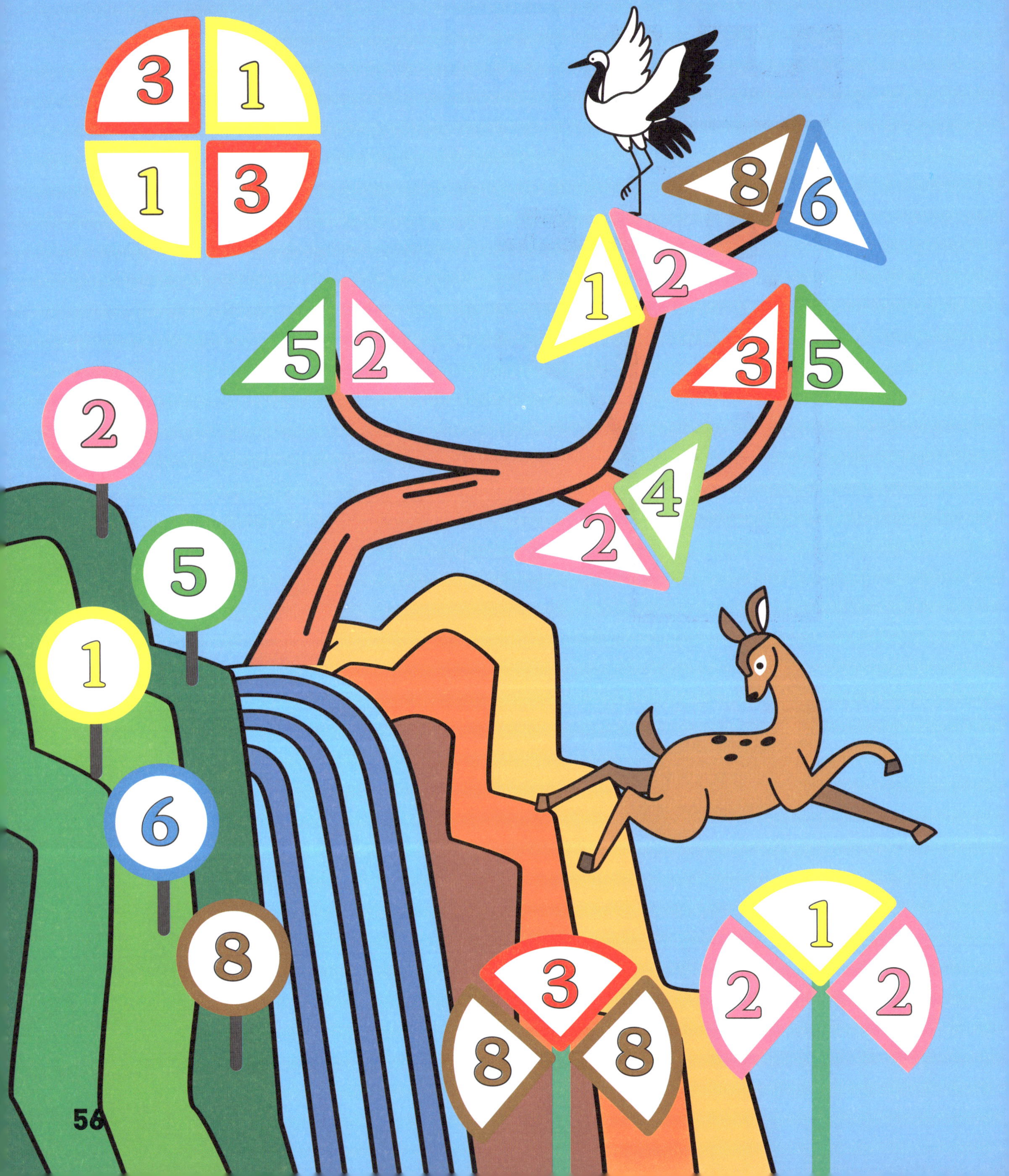

★ 〈보기〉에서 해당 문양을 찾아 같은 색으로 도안을 칠해 보세요.

보기

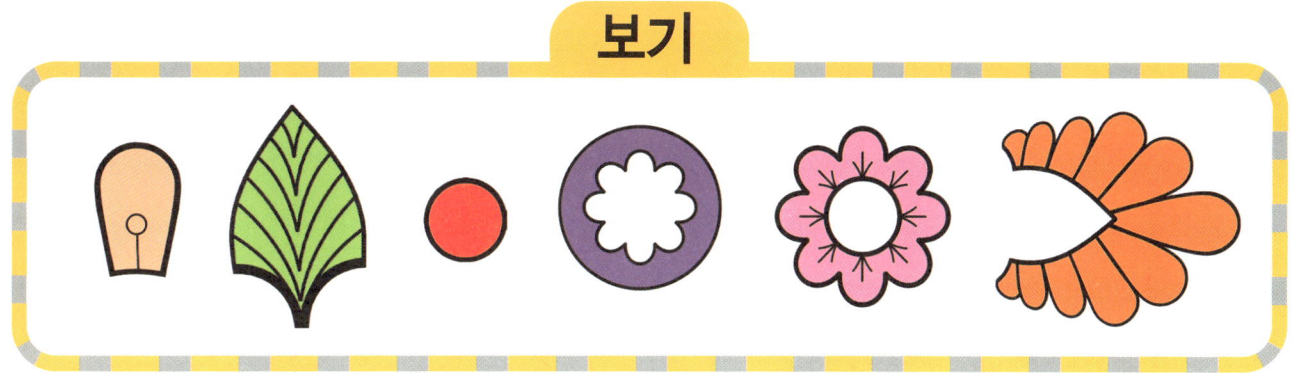

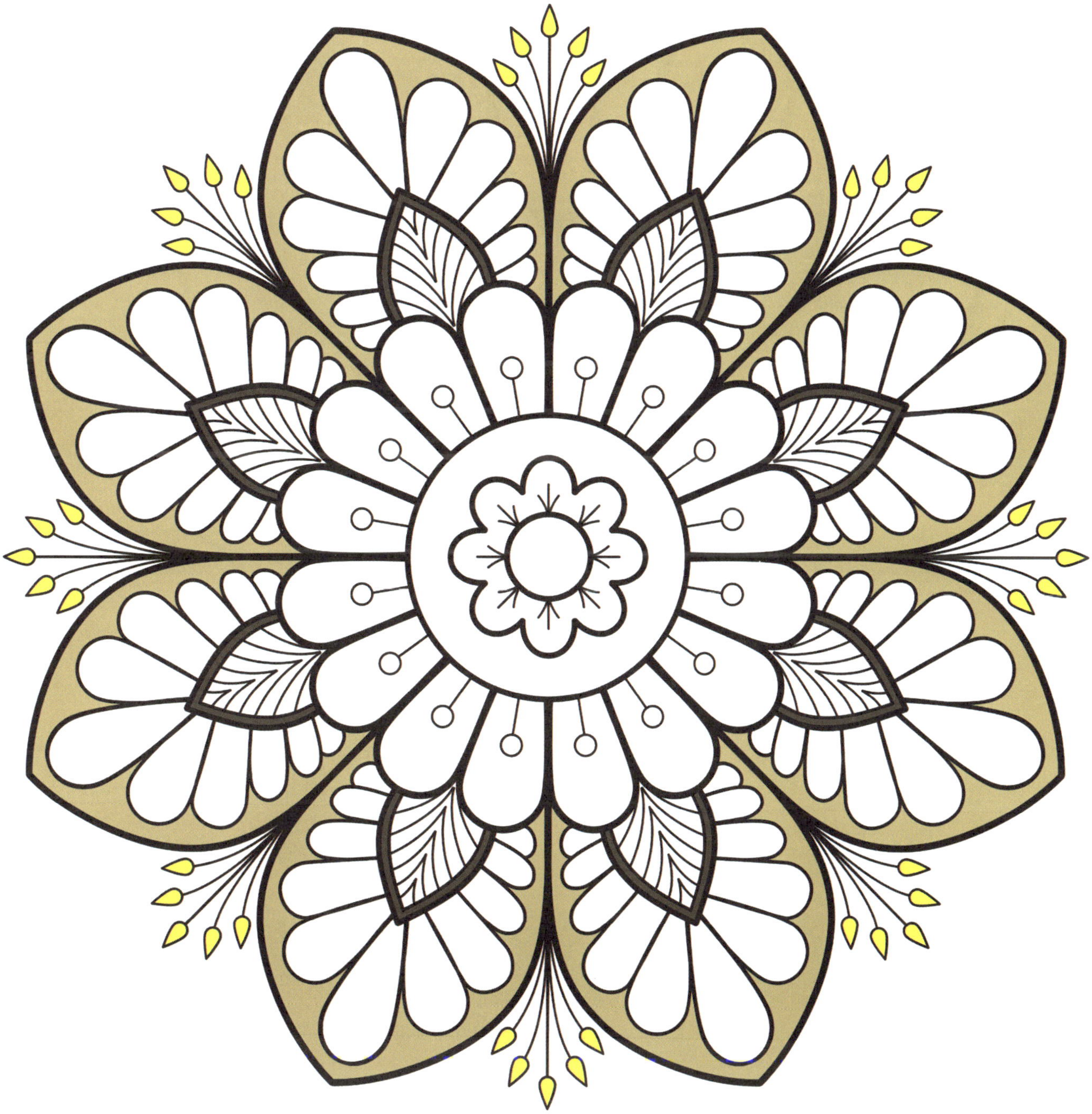

★ **따뜻한 봄이 오면 나무에 꽃이 만발합니다. 아래 나무에 예쁜 꽃들을 자유롭게 그려 주세요.** (정답은 없습니다.)

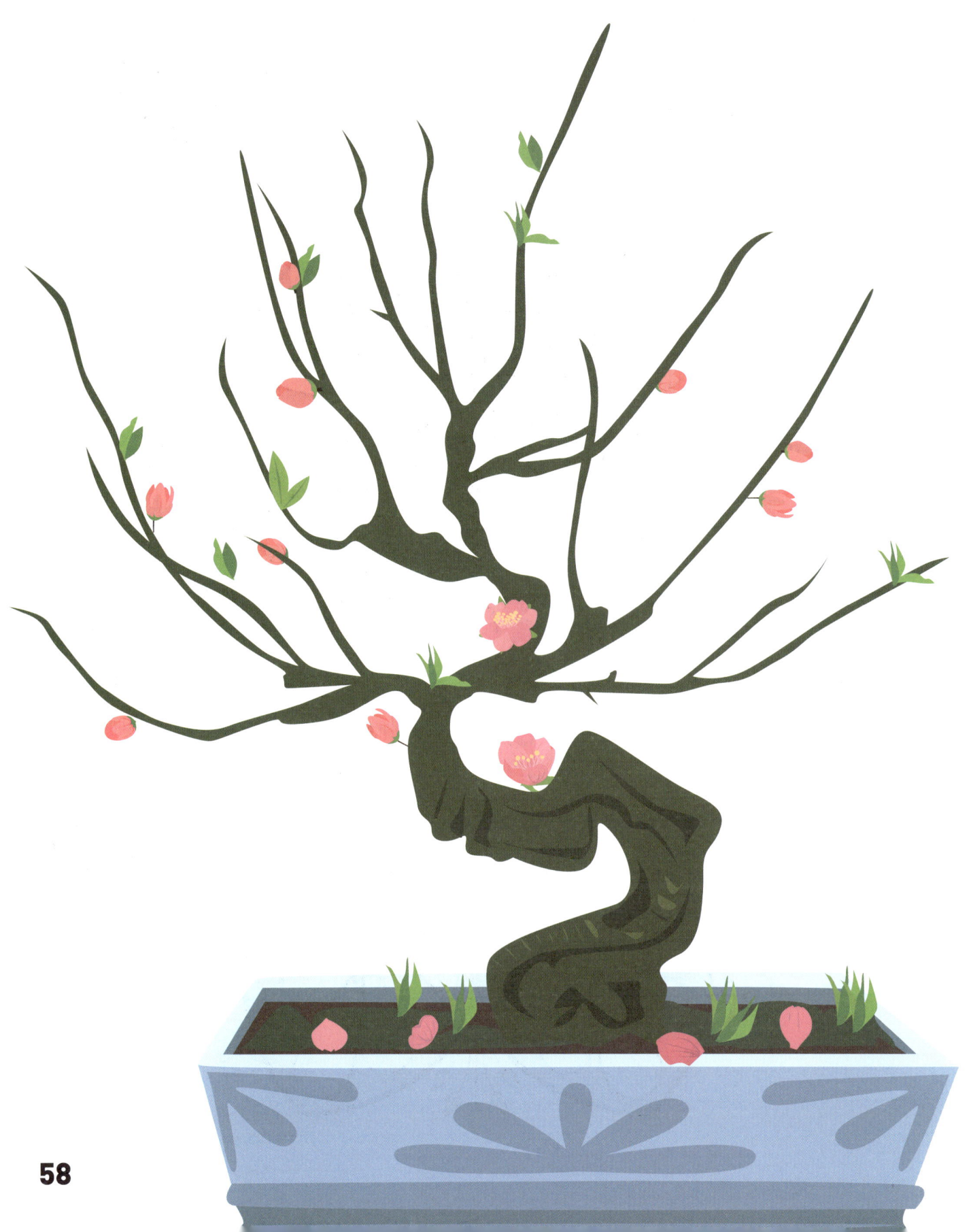

★ 나머지 반쪽을 그려 완성하고 색칠해 주세요.

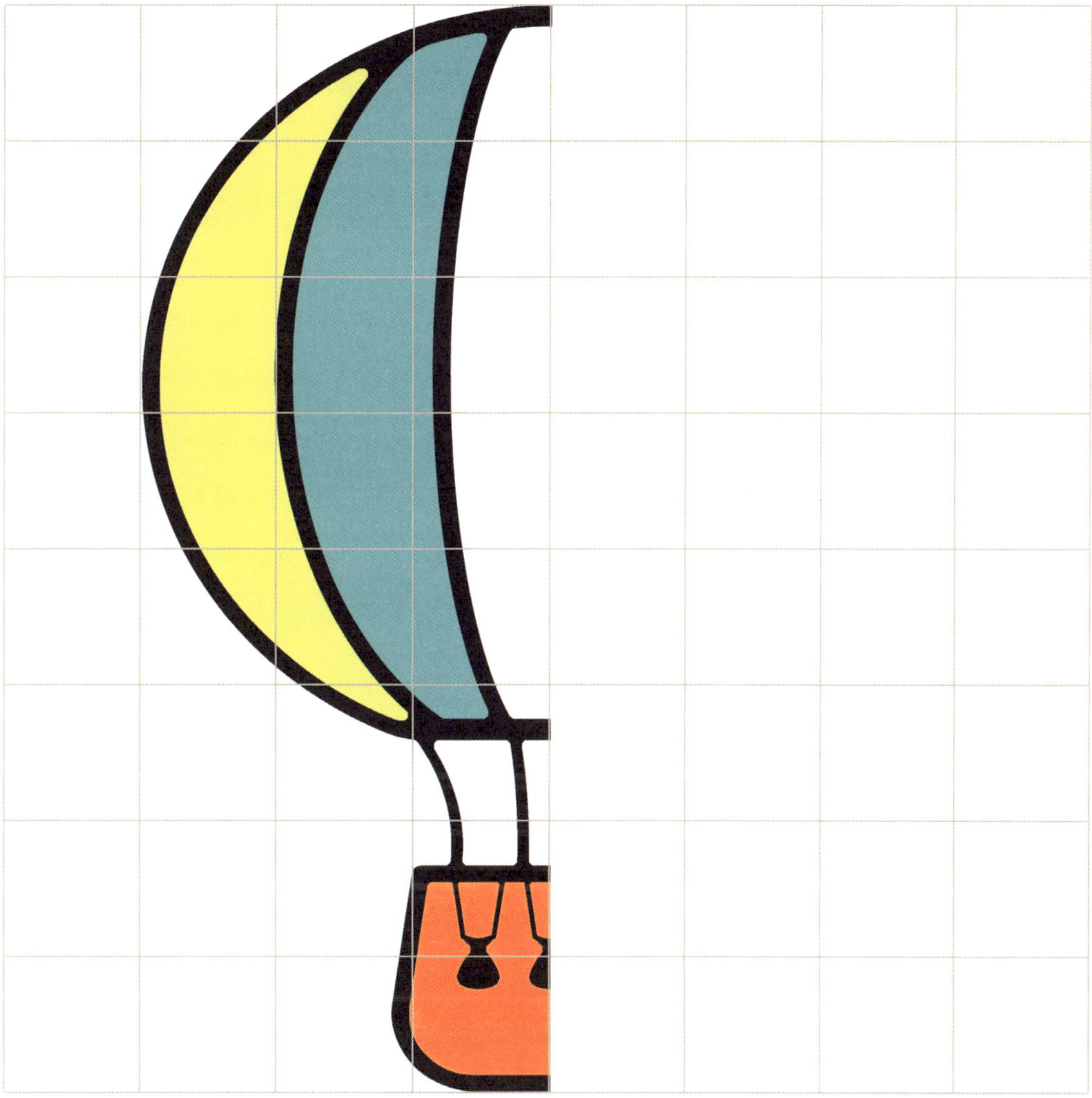

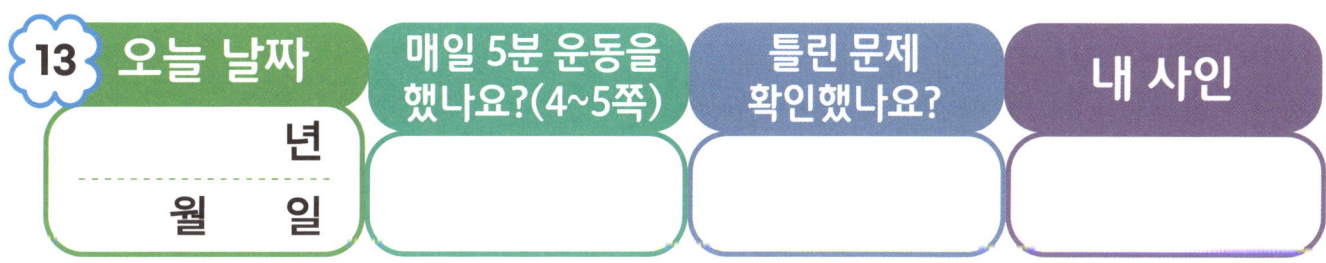

14 숨은 그림 7개를 찾아 보세요.

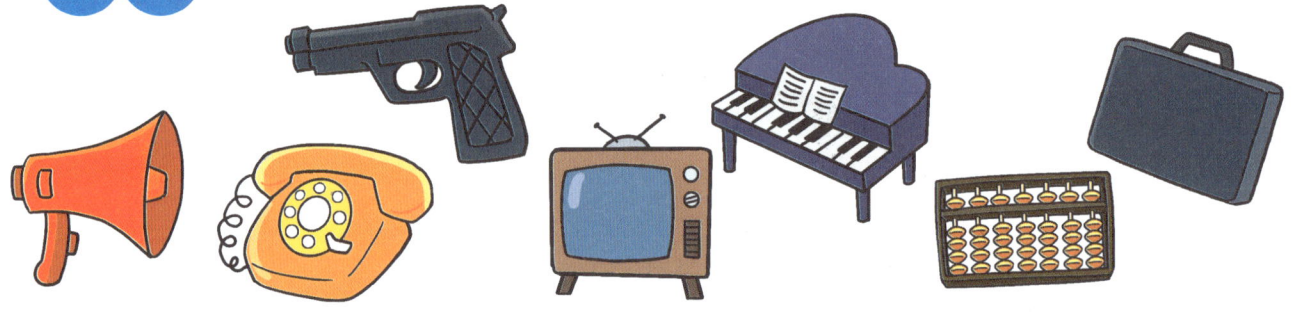

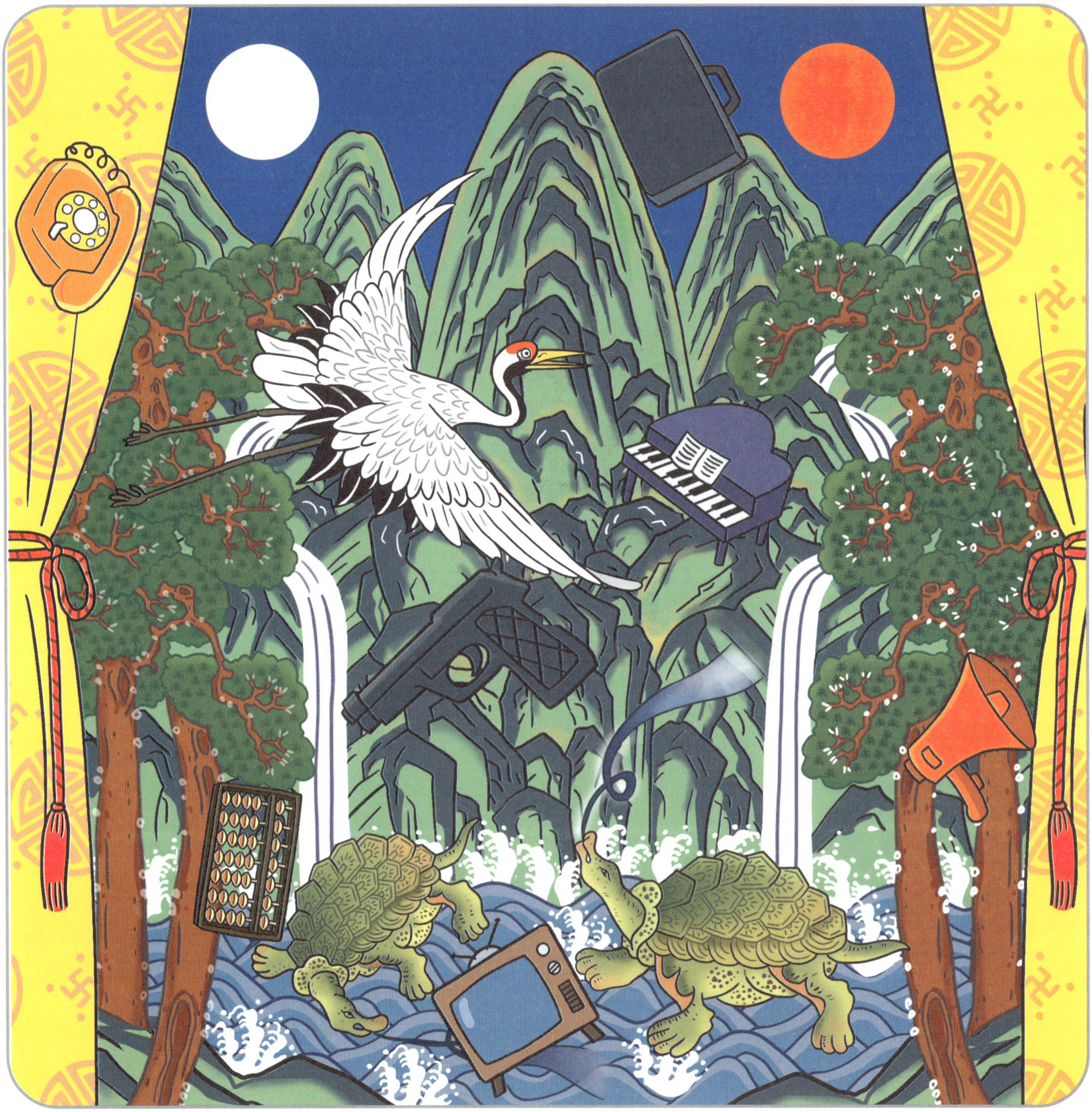

★ 〈보기〉에서 해당 문양을 찾아 같은 색으로 도안을 칠해 보세요.

보기

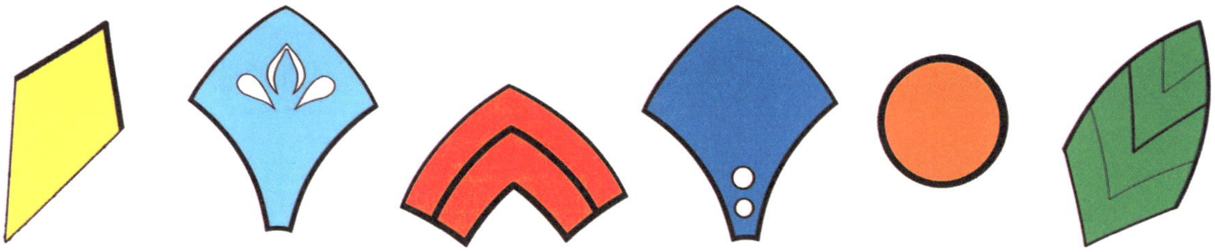

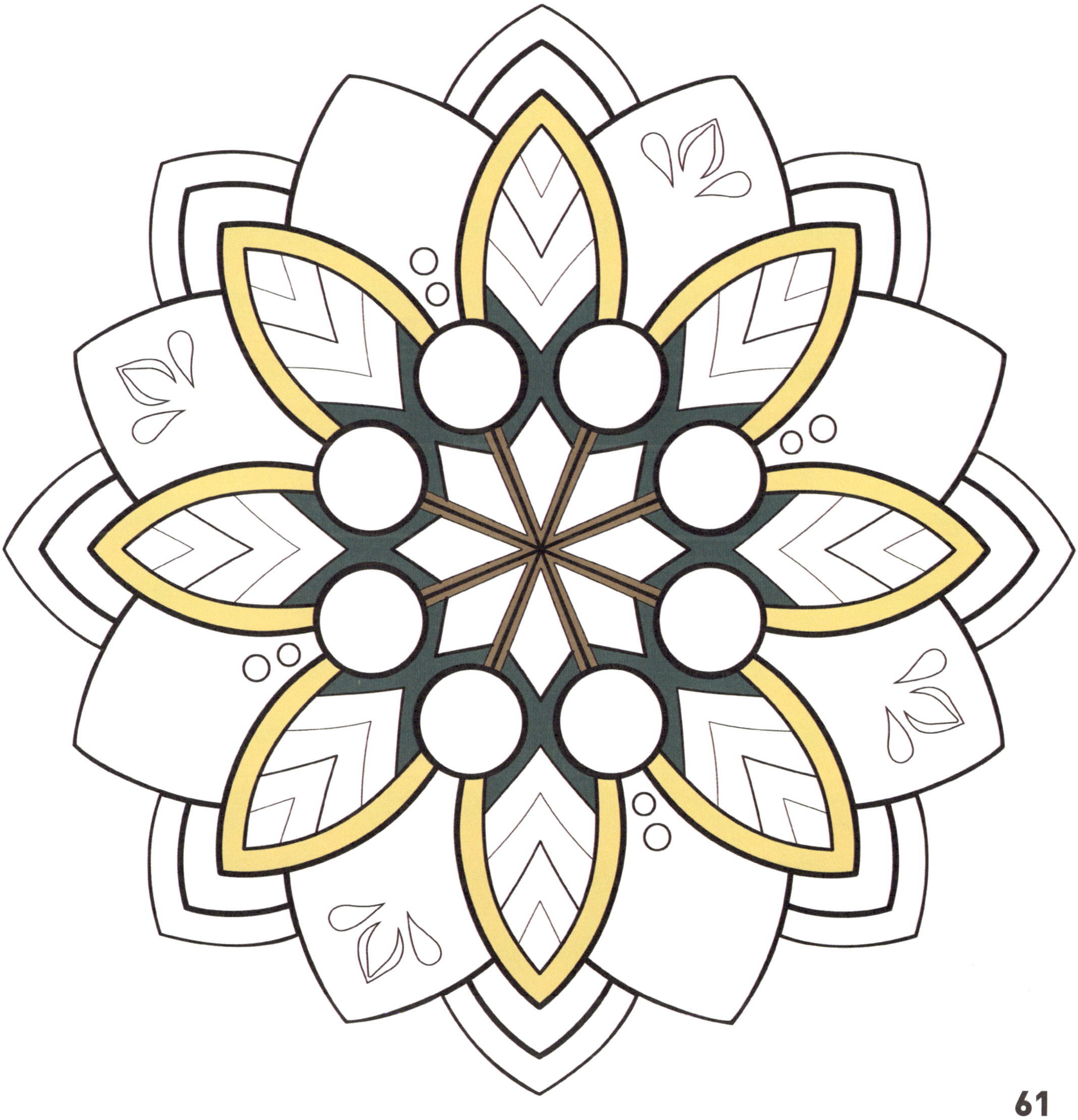

★ 반대말을 〈보기〉에서 골라 적어 주세요.

보기

잇다　수신인　아군　신사　겸손　멀다
당기다　왕자　실망　얇다　복잡함　성공

기대 ↔ 실망

교만 ↔ 겸손

밀다 ↔ 당기다

실패 ↔ 성공

공주 ↔ 왕자

간단함 ↔ 복잡함

숙녀 ↔ 신사

적군 ↔ 아군

발신인 ↔ 수신인

끊다 ↔ 잇다

가깝다 ↔ 멀다

두껍다 ↔ 얇다

★ 나머지 반쪽을 그려 완성하고 색칠해 주세요.

14 오늘 날짜	매일 5분 운동을 했나요?(4~5쪽)	틀린 문제 확인했나요?	내 사인
년 월 일			

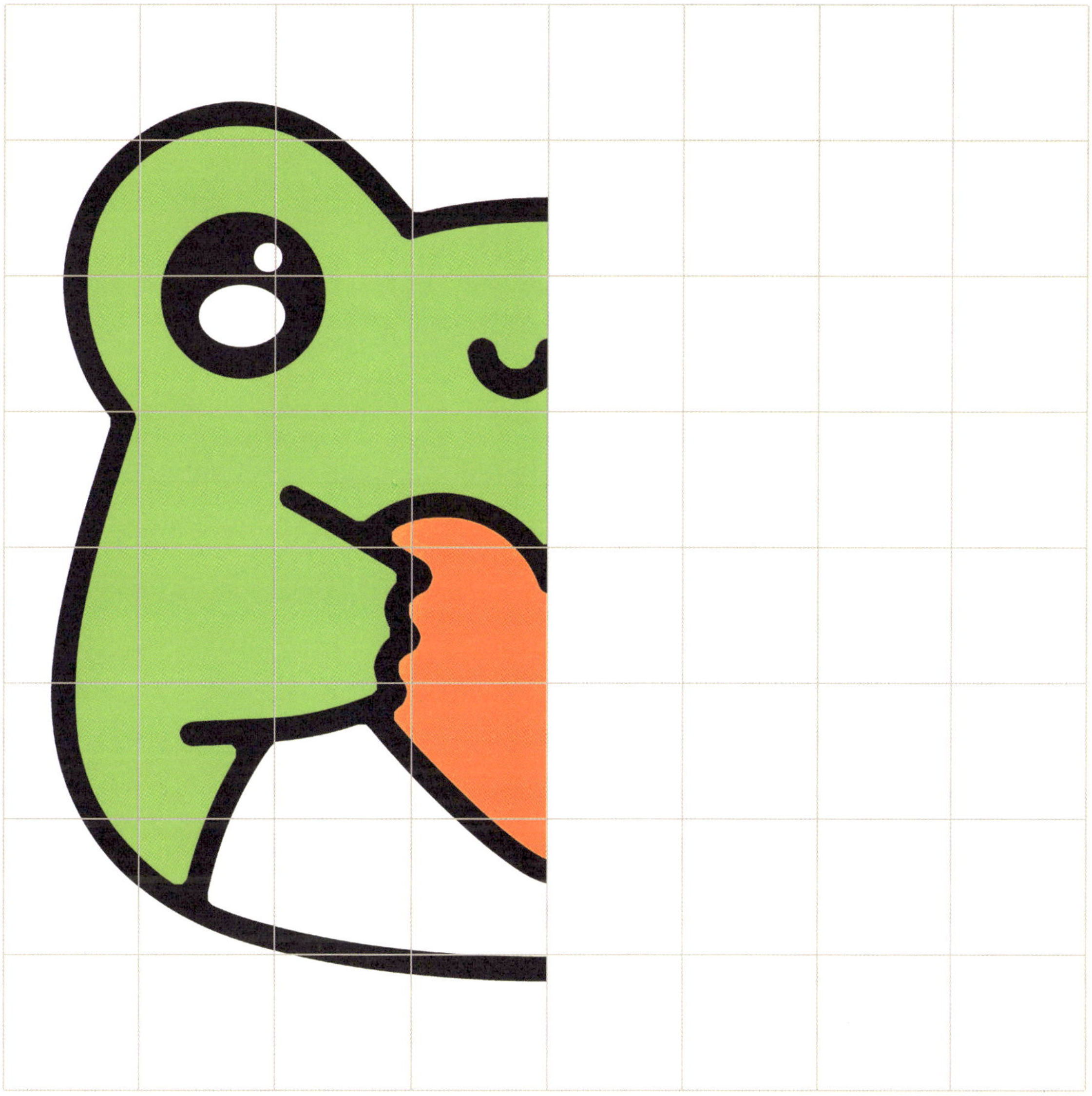

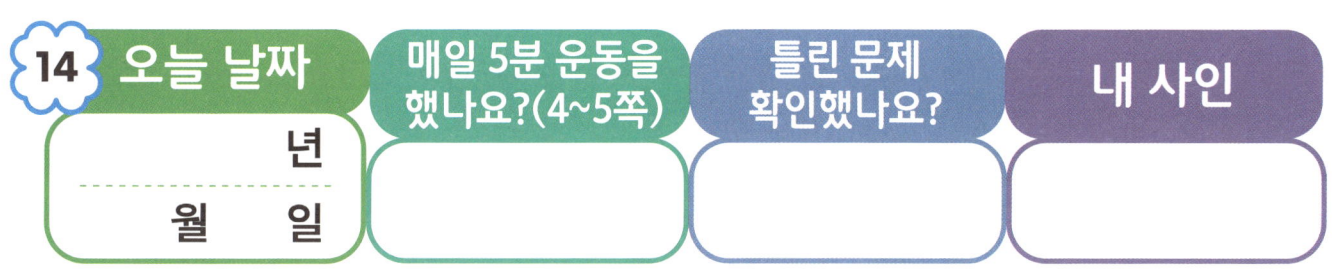

15 빈칸에 적힌 숫자를 보고, 책의 뒤에서 같은 숫자가 적힌 색깔과 도형의 스티커를 찾은 다음 위치에 붙여 주면 그림이 완성됩니다.

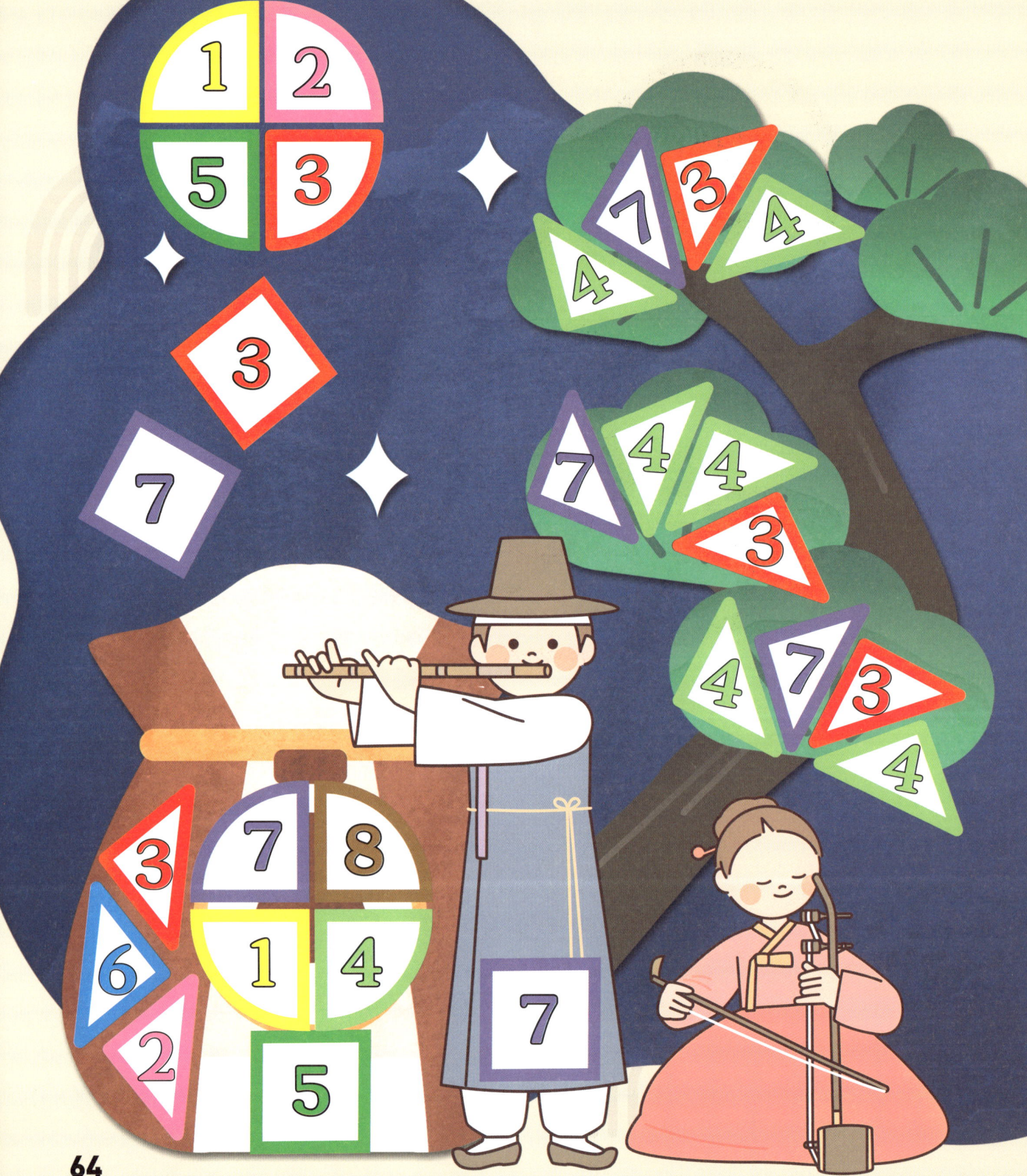

★ 〈보기〉에서 해당 문양을 찾아 같은 색으로 도안을 칠해 보세요.

보기

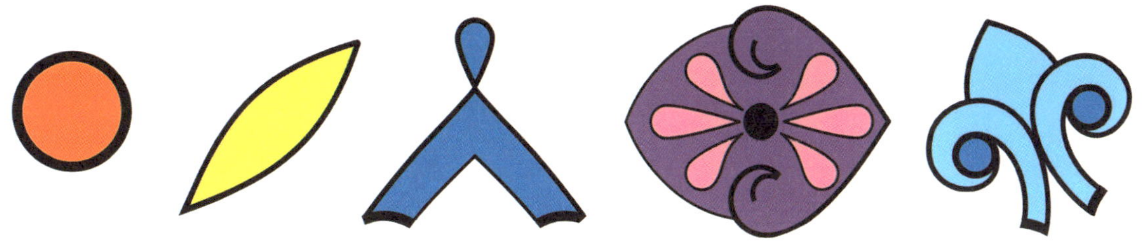

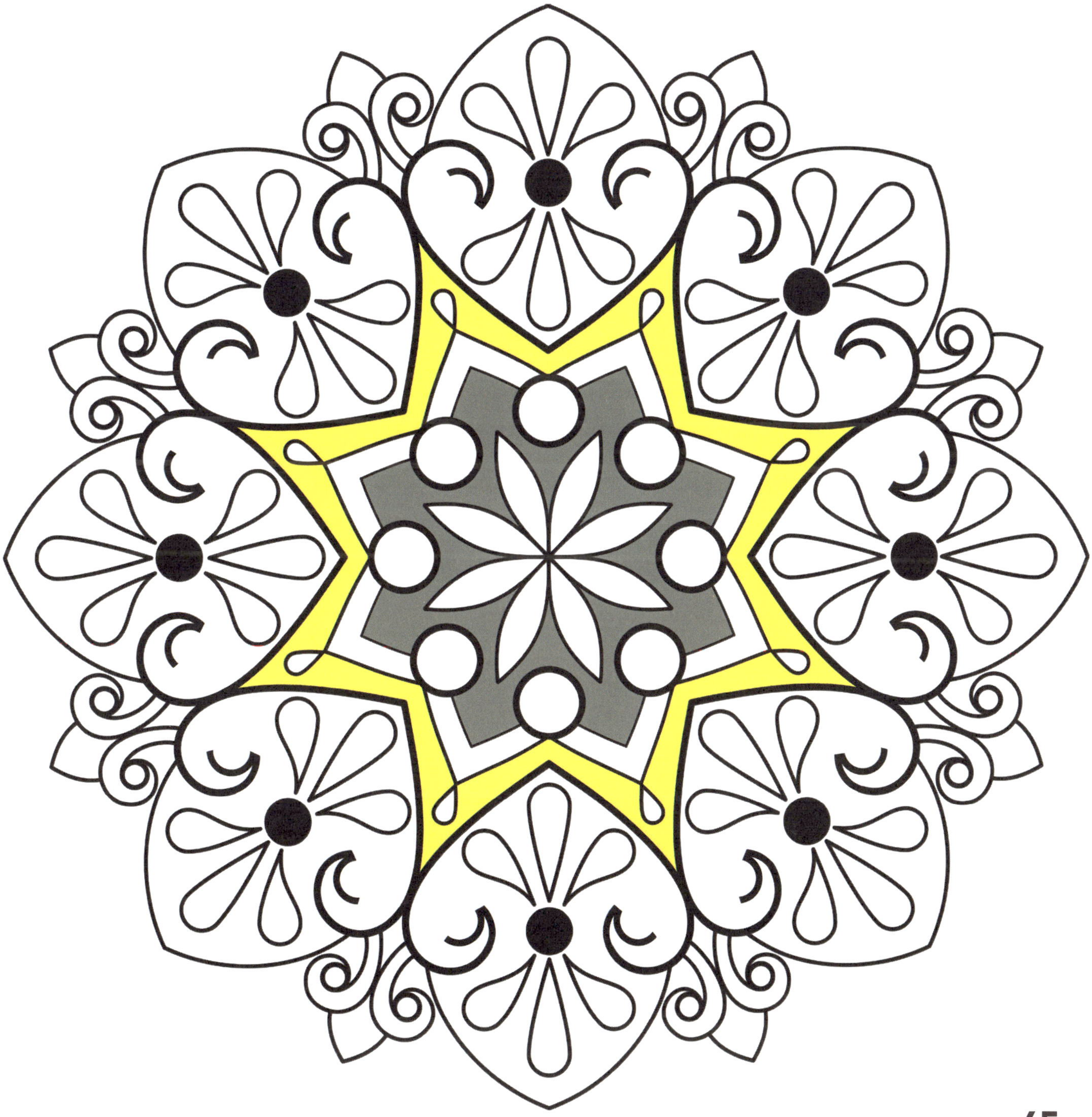

★ 풍선은 모두 몇 개입니까?

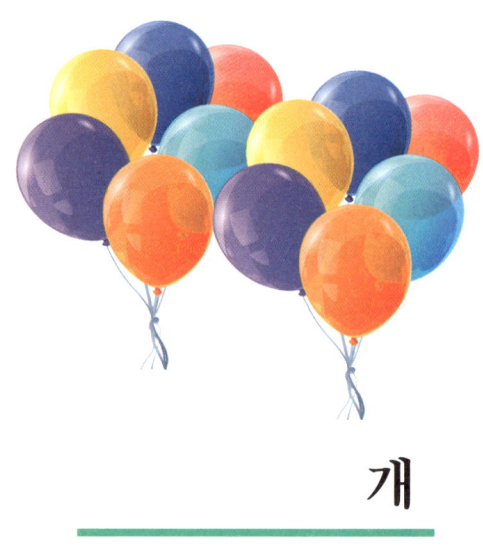

_____ 개

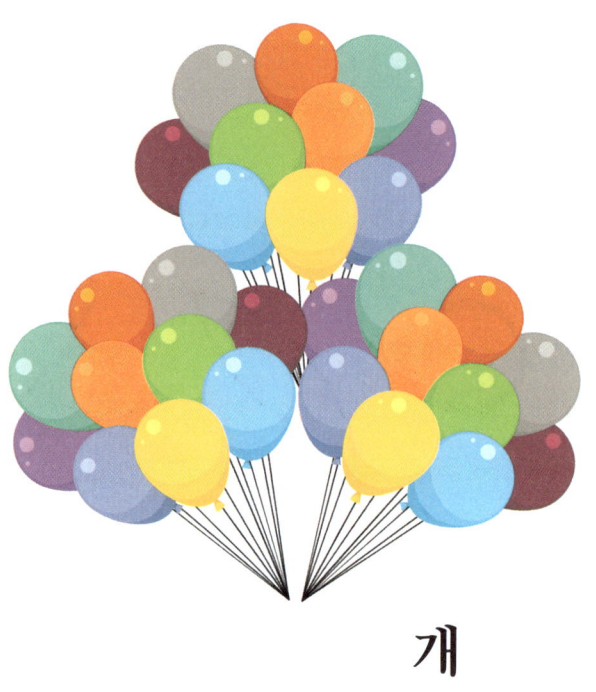

_____ 개

★ 벽돌 블록은 모두 몇 개입니까?

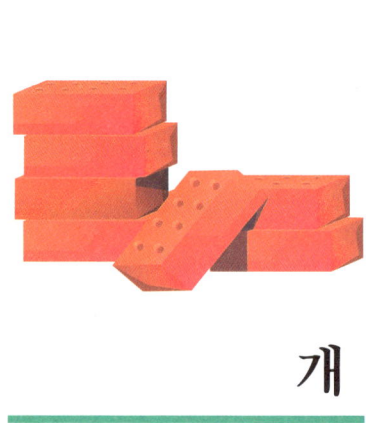

_____ 개

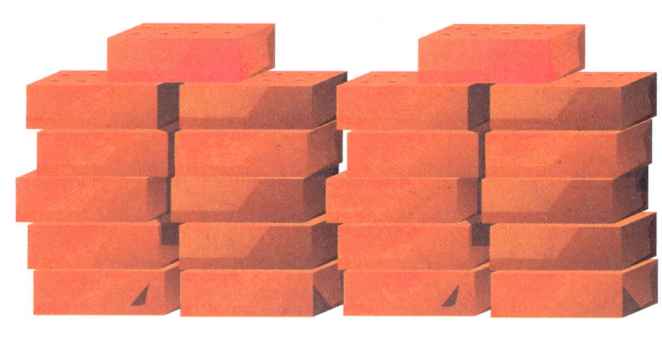

_____ 개

★ 클립은 모두 몇 개입니까?

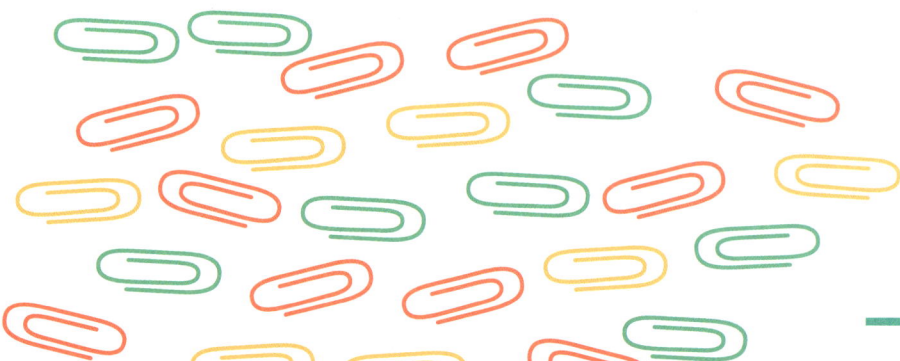

_____ 개

★ 나머지 반쪽을 그려 완성하고 색칠해 주세요.

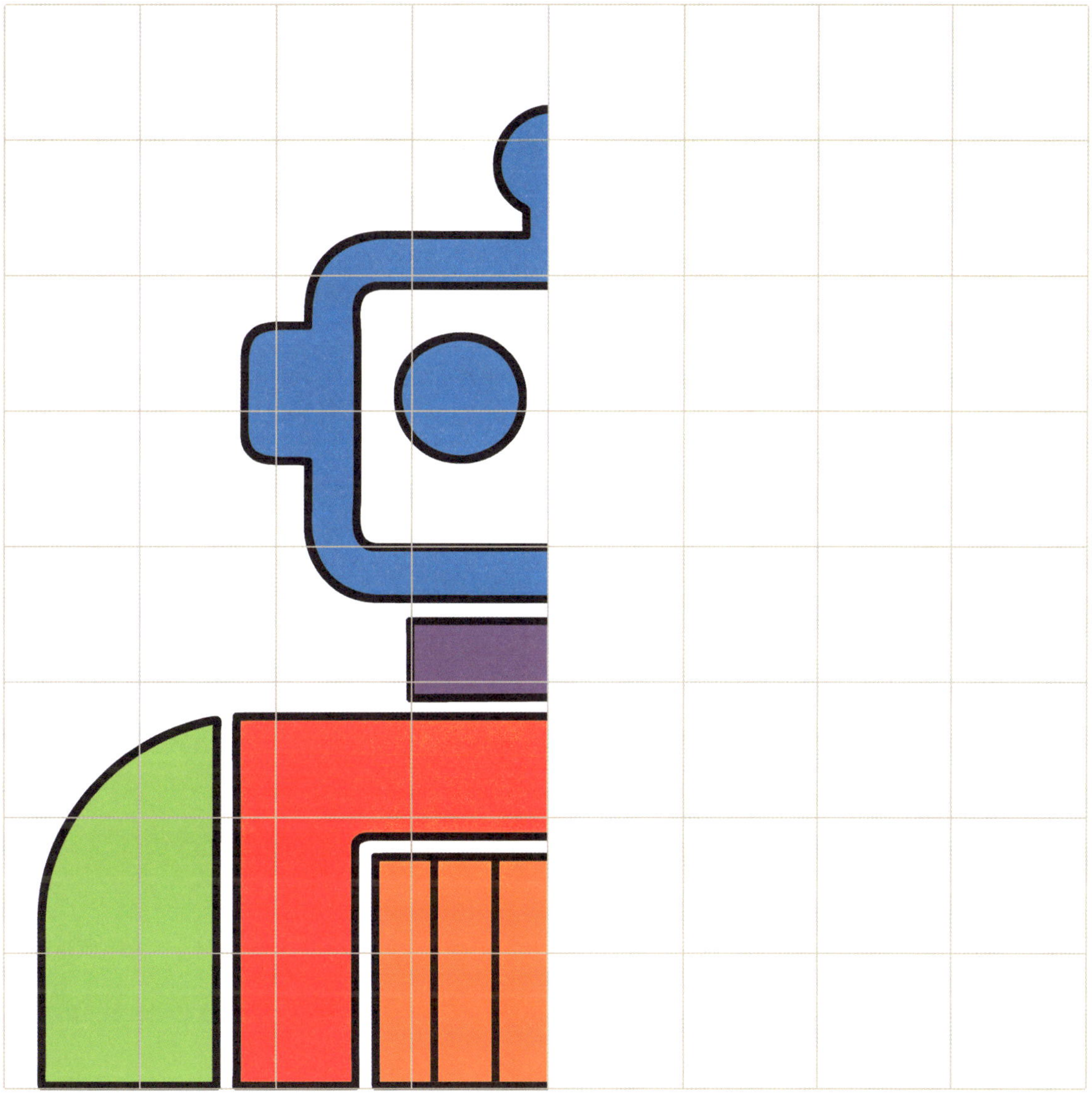

15 오늘 날짜	매일 5분 운동을 했나요?(4~5쪽)	틀린 문제 확인했나요?	내 사인
년 월 일			

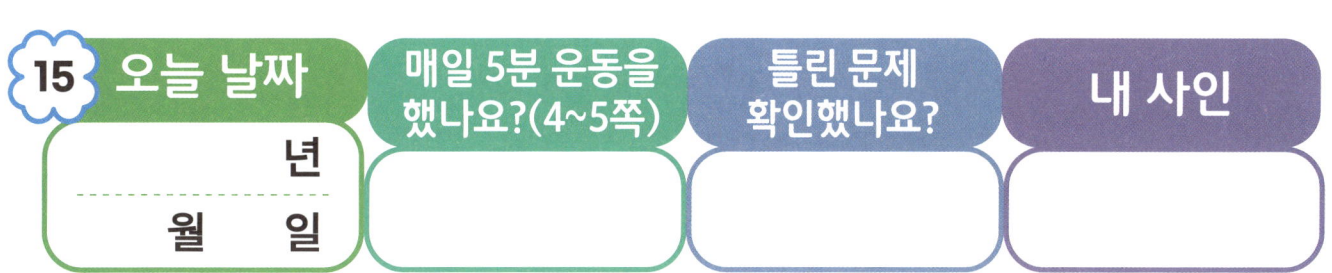

16 숨은 그림 7개를 찾아 보세요.

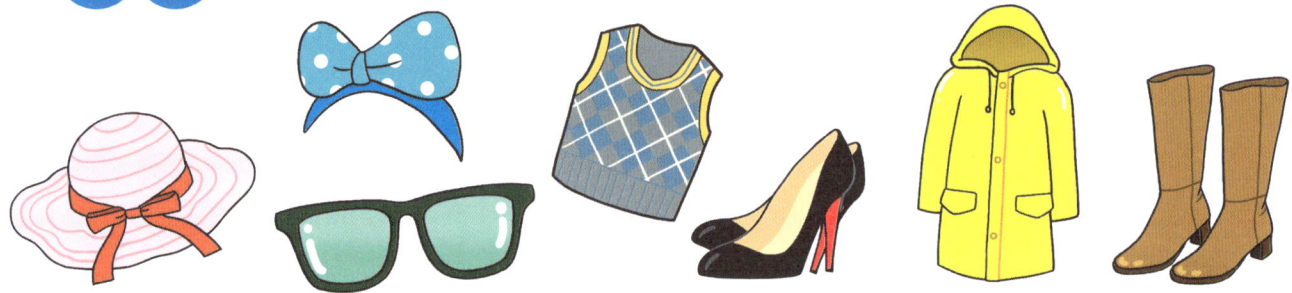

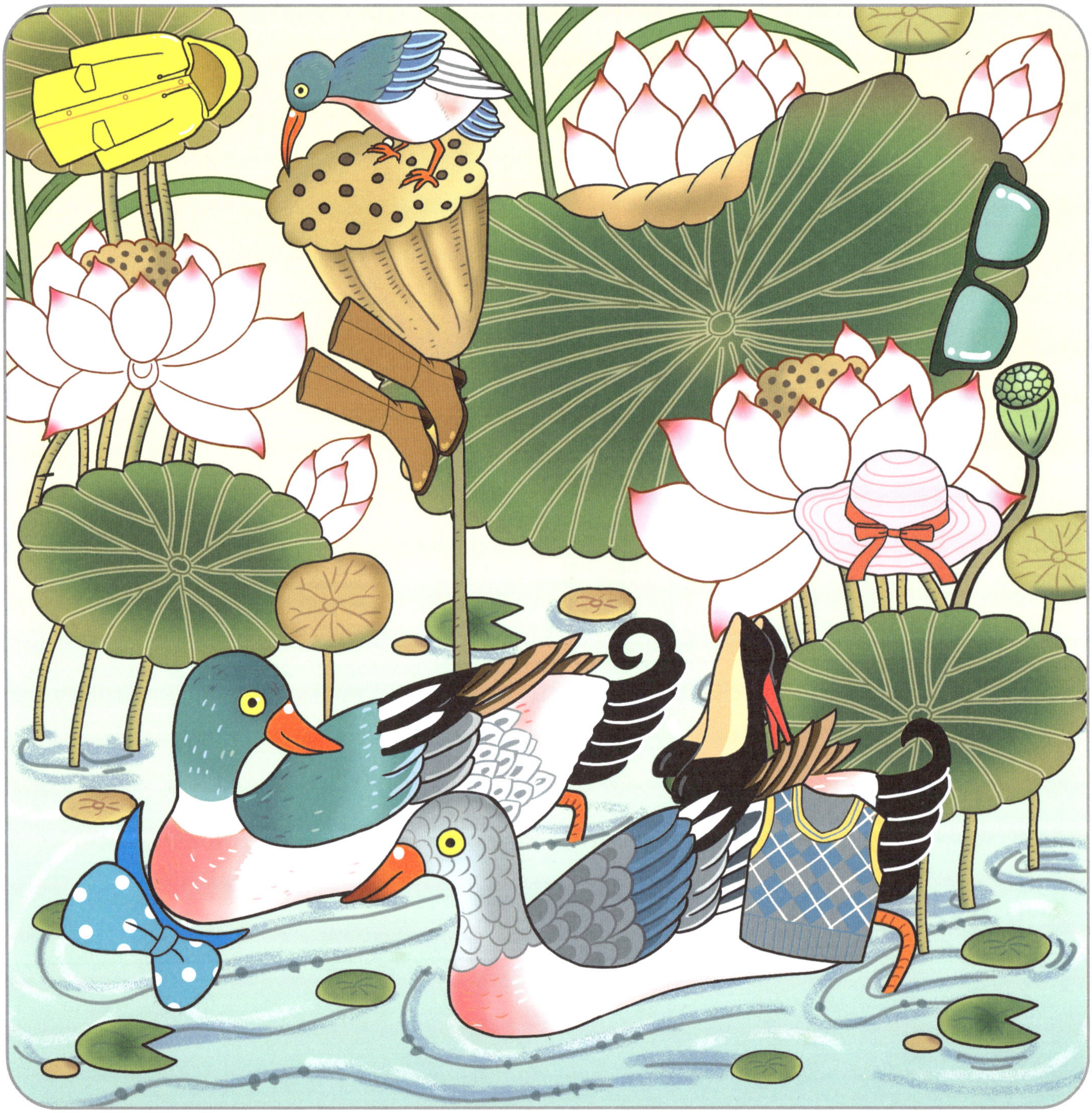

★ 〈보기〉에서 해당 문양을 찾아 같은 색으로 도안을 칠해 보세요.

보기

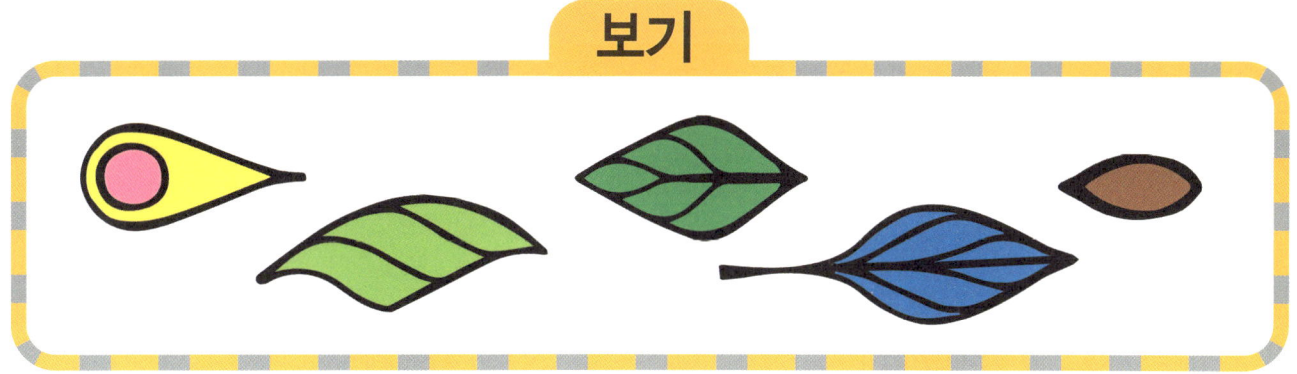

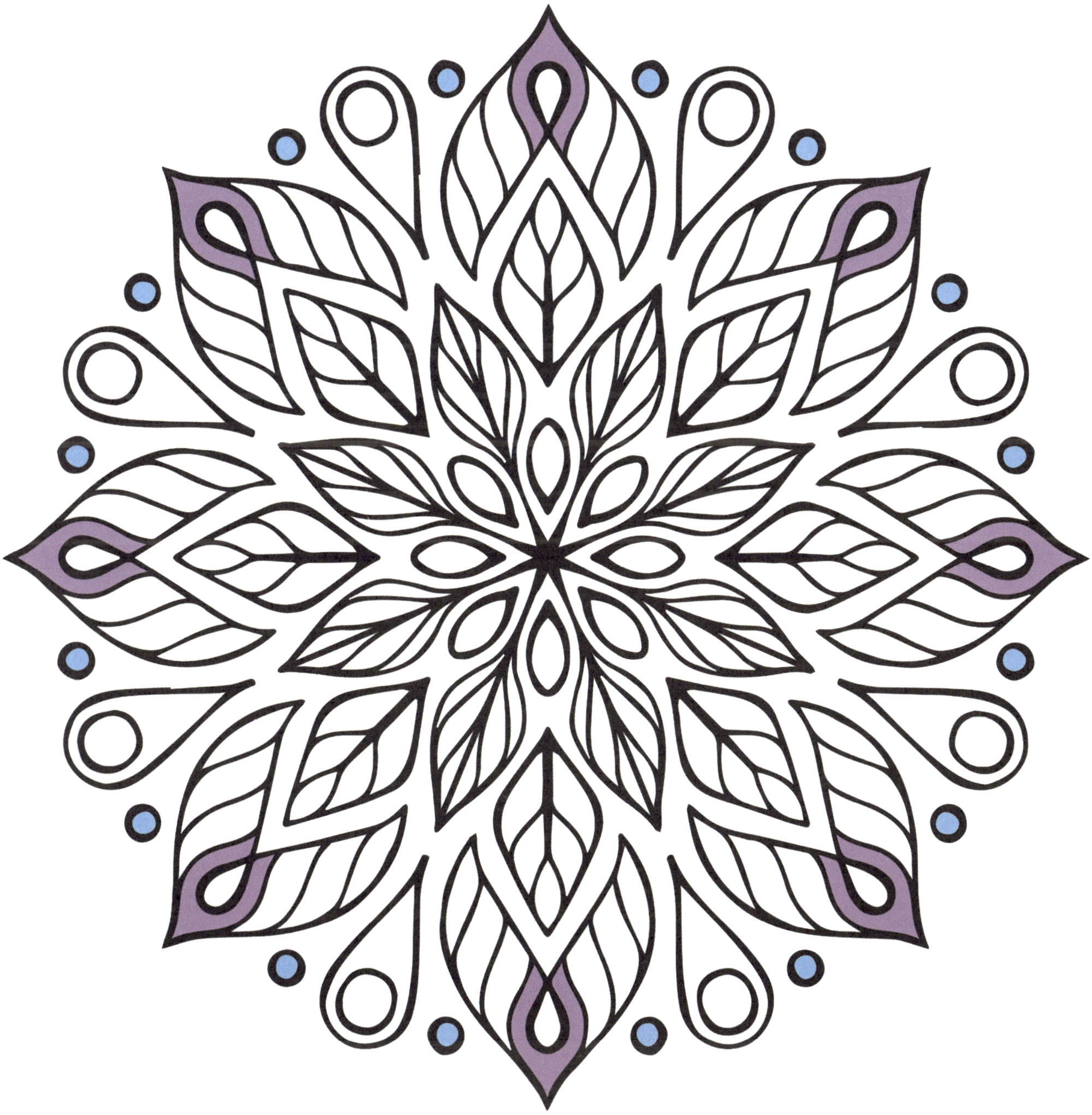

★ 사자성어 '白骨難忘(백골난망)'을 써 보세요.

白骨難忘
백 골 난 망

'죽어서 백골이 되어도 잊을 수 없다'는 뜻으로, 남에게 큰 은덕을 입었을 때의 고마움

예 목숨을 구해 주셨으니 은혜가 **백골난망**이오.

白	骨	難	忘
흰 **백**	뼈 **골**	어려울 **난**	잊을 **망**
白	骨	難	忘

★ 나머지 반쪽을 그려 완성하고 색칠해 주세요.

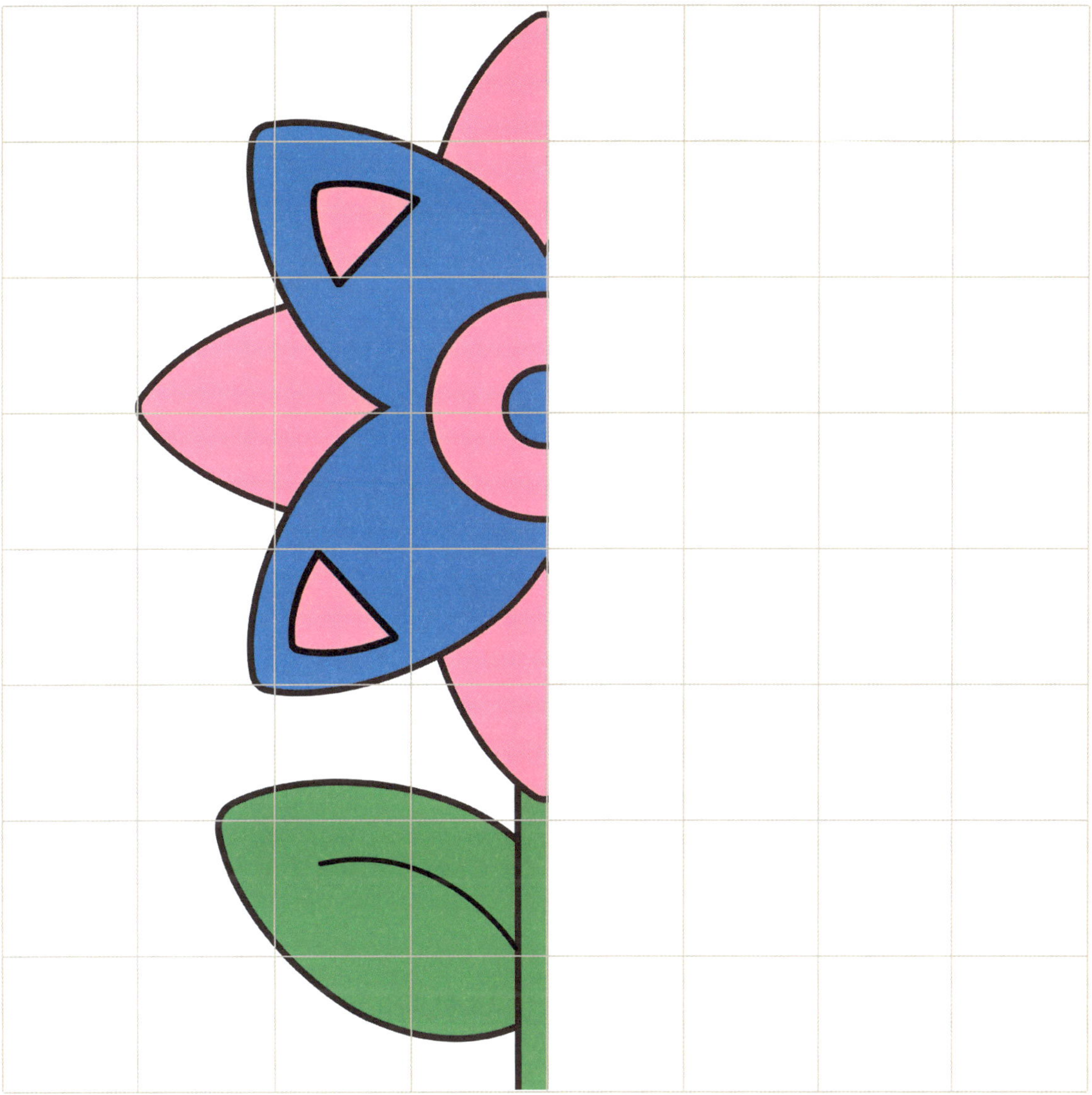

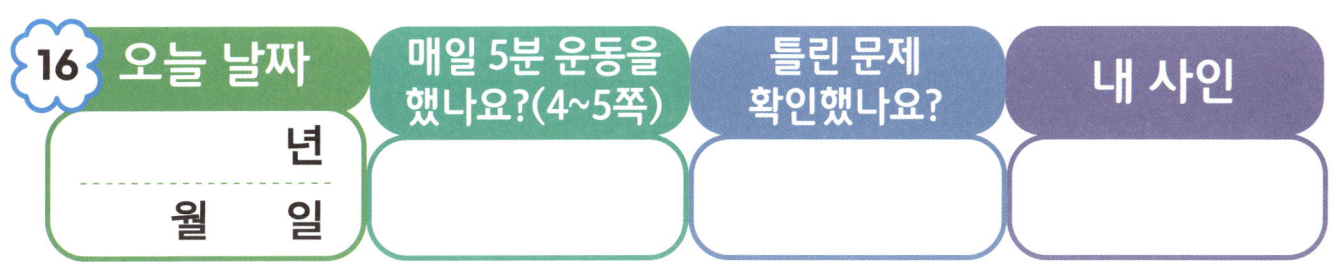

17 빈칸에 적힌 숫자를 보고, 책의 뒤에서 **같은 숫자**가 적힌 **색깔**과 **도형**의 스티커를 찾은 다음 위치에 붙여 주면 그림이 완성됩니다.

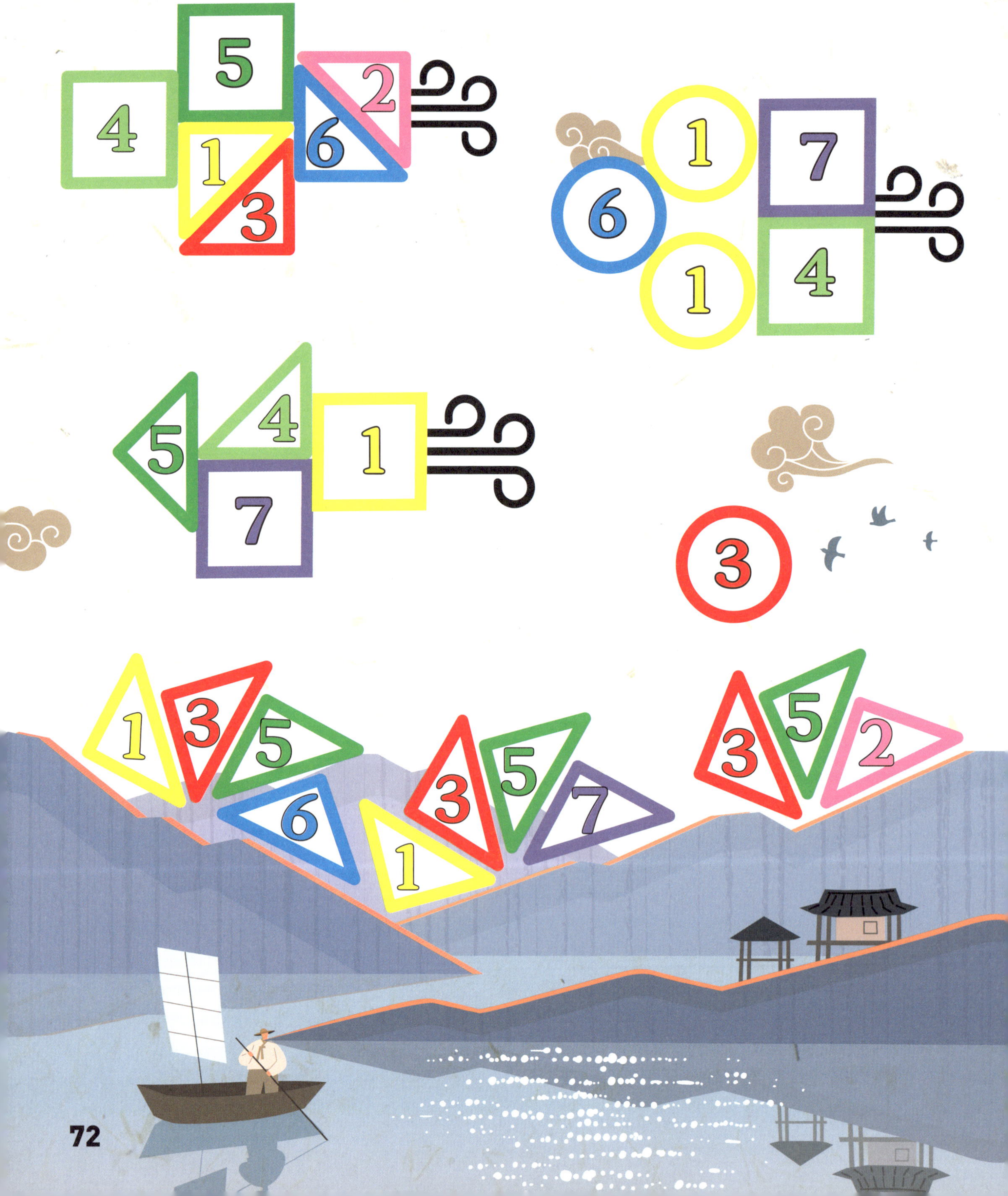

★ 〈보기〉에서 해당 문양을 찾아 같은 색으로 도안을 칠해 보세요.

보기

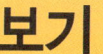

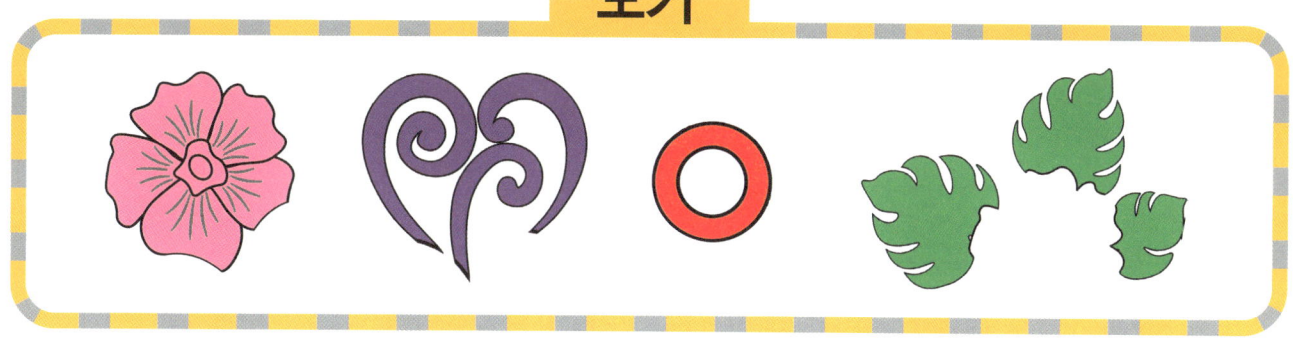

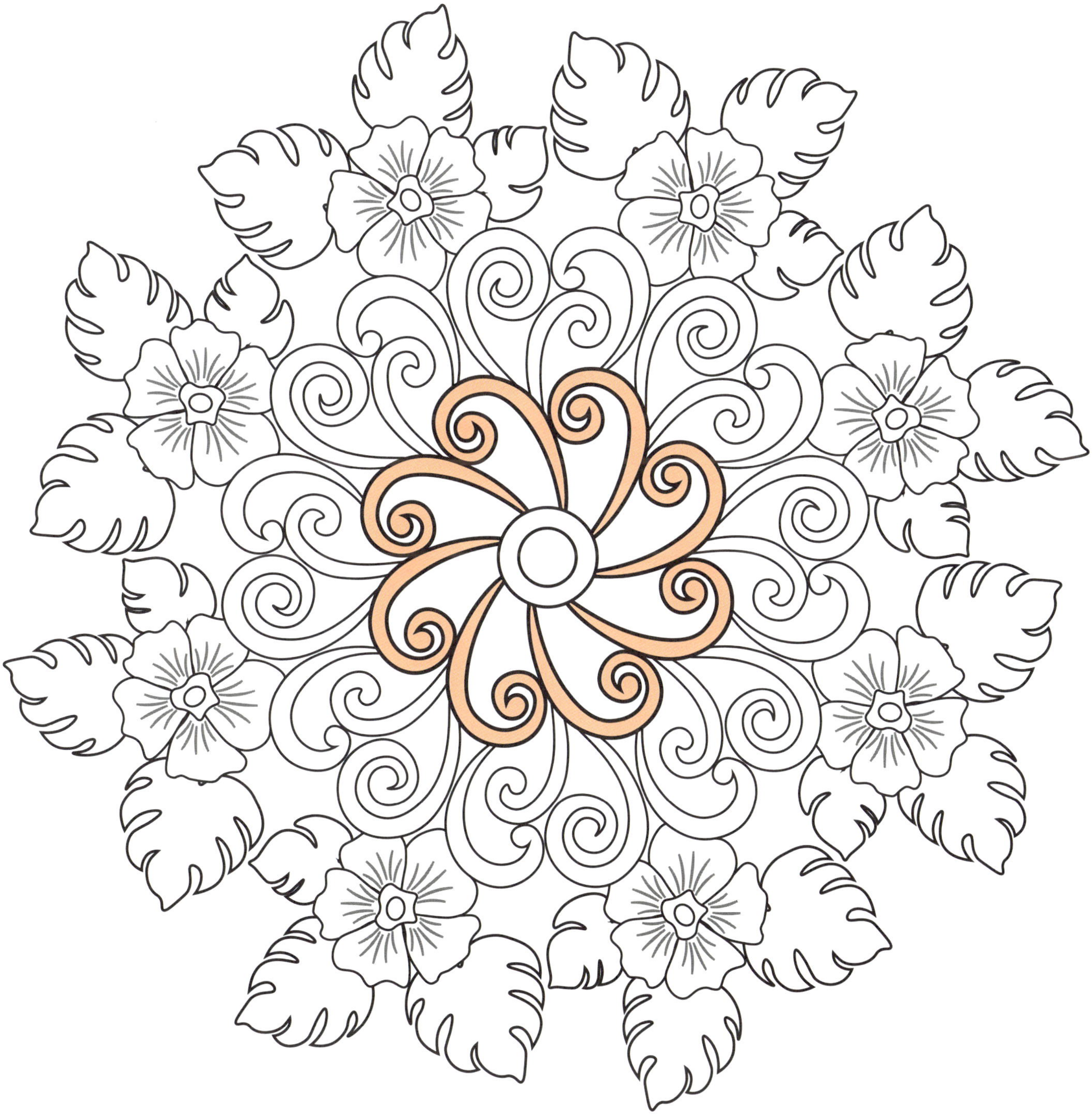

★ **다섯고개 퀴즈를 맞혀 보세요.**

① 유네스코 세계문화유산으로 지정되어 있습니다.

② 임진왜란 때 불에 탔으나 1867년 흥선대원군에 의해 중건되었습니다.

③ 정문이 광화문이고, 안에 근정전, 경회루 등이 있습니다.

④ 이름은 복을 기원하고, 경사스러운 일이 생기기를 바란다는 뜻을 담고 있습니다.

⑤ 조선왕조의 첫째 왕궁입니다.

정답 :

① 우리나라 국보입니다.

② 선덕여왕 때에 세워졌습니다.

③ 경상북도 경주시에 있습니다.

④ 돌을 다듬어 쌓았습니다.

⑤ 동양에서 가장 오래된 천문대(별을 관찰하는 기능)입니다.

정답 :

★ 나머지 반쪽을 그려 완성하고 색칠해 주세요.

17 오늘 날짜	매일 5분 운동을 했나요?(4~5쪽)	틀린 문제 확인했나요?	내 사인
년 월 일			

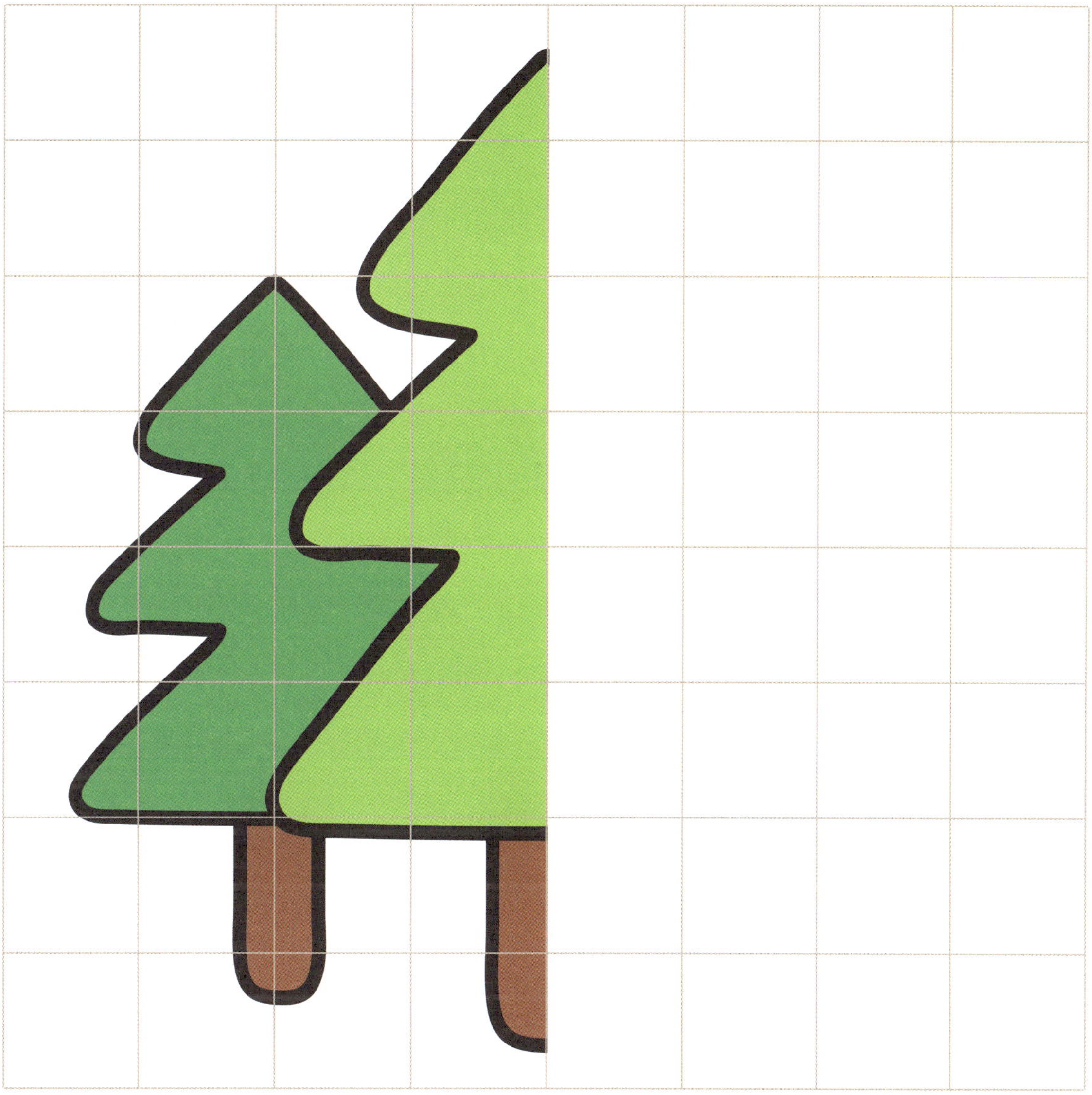

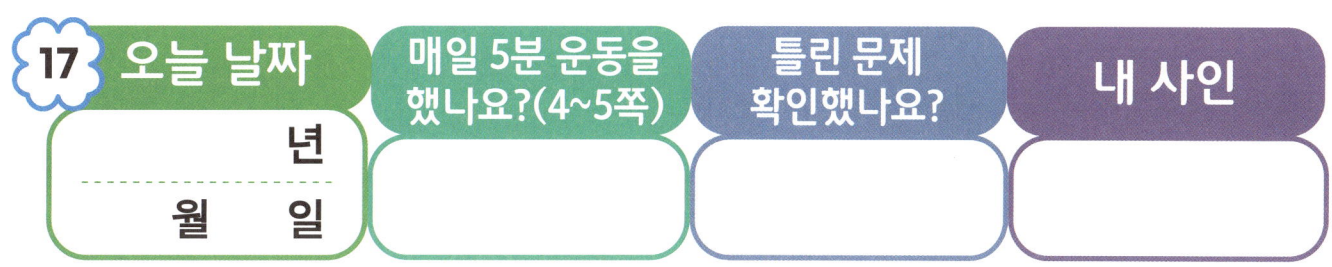

18 숨은 그림 7개를 찾아 보세요.

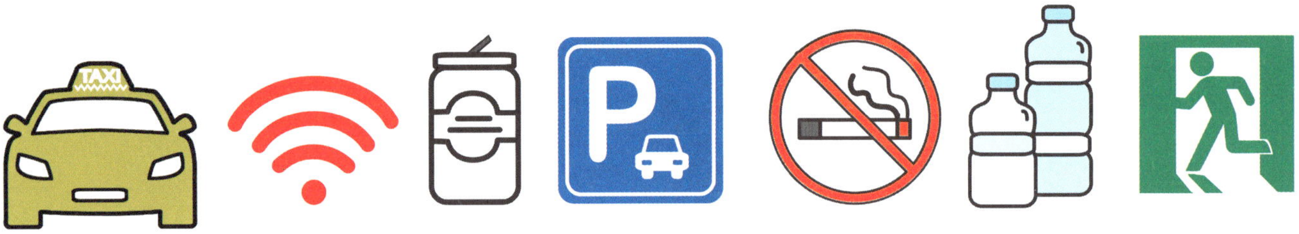

 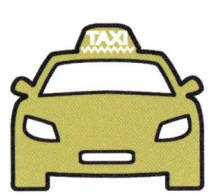   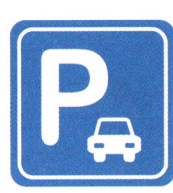 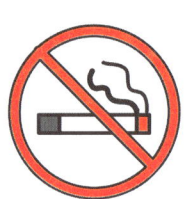 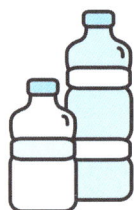 

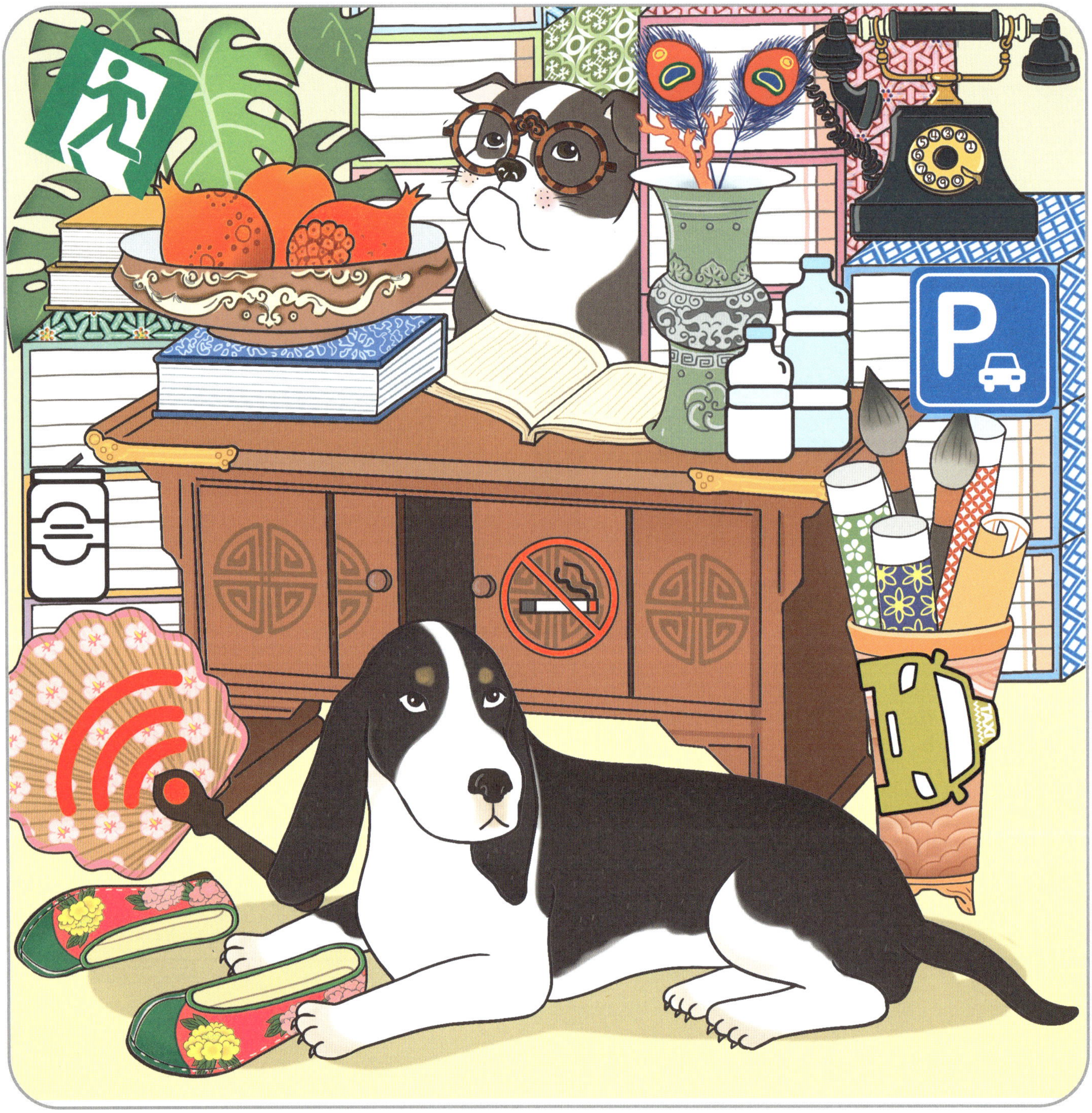

★ 〈보기〉에서 해당 문양을 찾아 같은 색으로 도안을 칠해 보세요.

보기

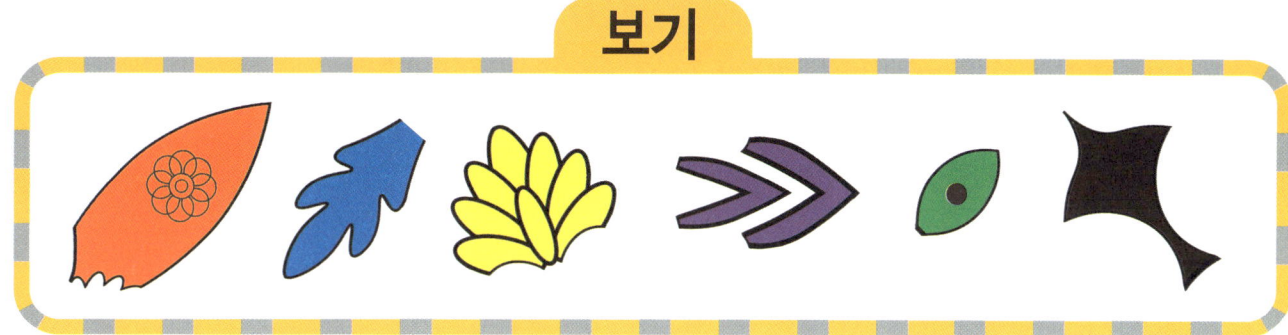

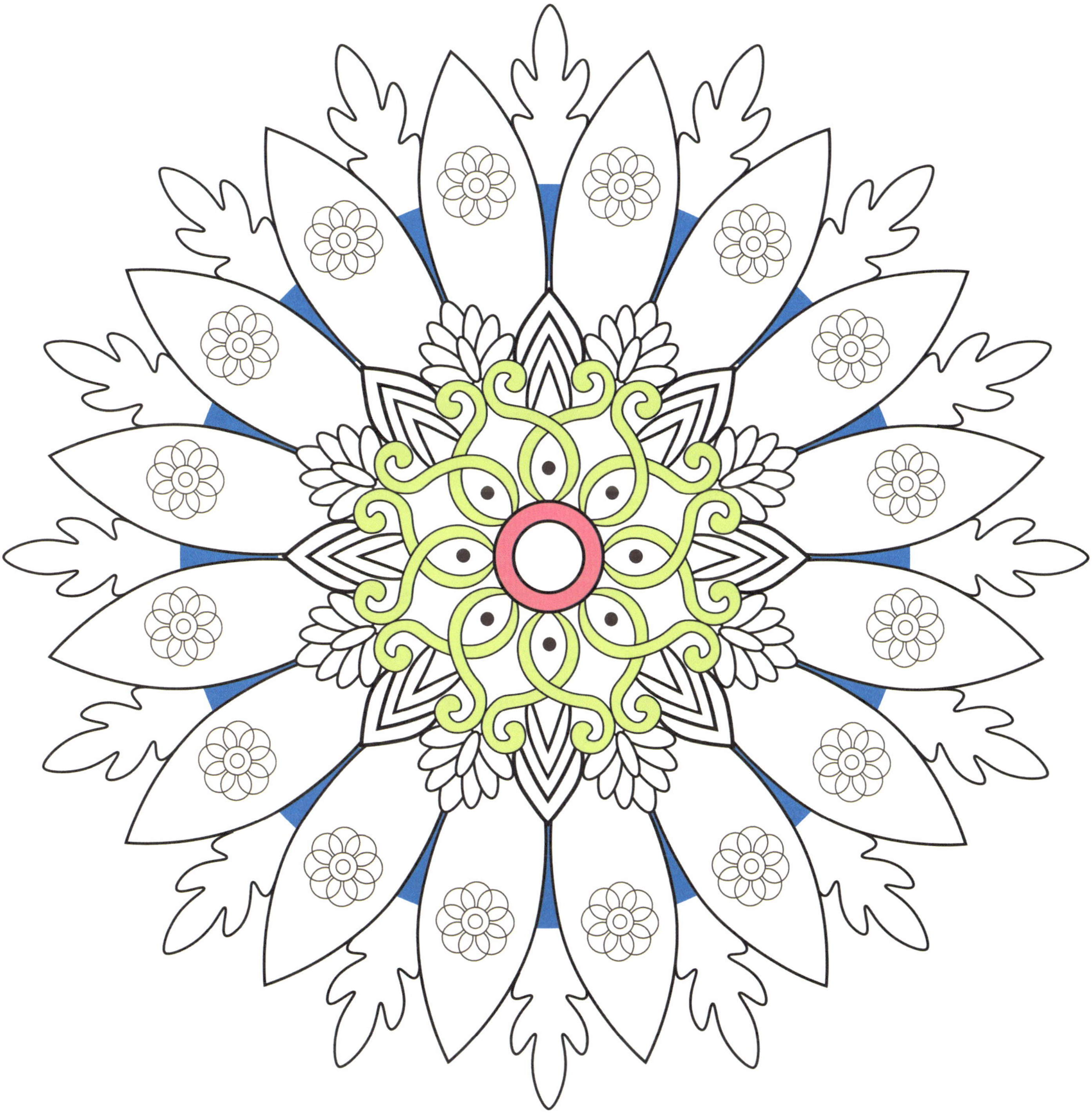

★ 네모 칸 안에 알맞은 단어를 넣어 속담을 완성하세요.

① ☐☐이 서 말이라도 꿰어야 ☐☐
(훌륭하고 좋은 것도 잘 다듬어 쓸모 있게 만들어야 값어치가 있다는 말입니다.)

② 먼 ☐☐보다 가까운 ☐☐이 낫다
(이웃끼리 가깝게 지내다 보면 멀리 있는 친척보다 서로 도우며 친하게 지내게 된다는 말입니다.)

③ ☐☐가 사람 잡는다
(그럴 리 없을 것이라 생각하고 마음을 놓고 있다가 탈이 난다는 뜻입니다.)

④ 금강산도 ☐☐☐
(아무리 신나는 일이라도 배가 불러야 즐겁지 배가 고픈 상태에서는 아무 일도 할 수 없습니다.)

⑤ 까마귀 날자 ☐ 떨어진다
(어떤 일을 한 때 공교롭게도 그 때가 같아 어떤 관계가 있는 것처럼 의심을 받게 될 때 쓰는 속담입니다.)

★ 나머지 반쪽을 그려 완성하고 색칠해 주세요.

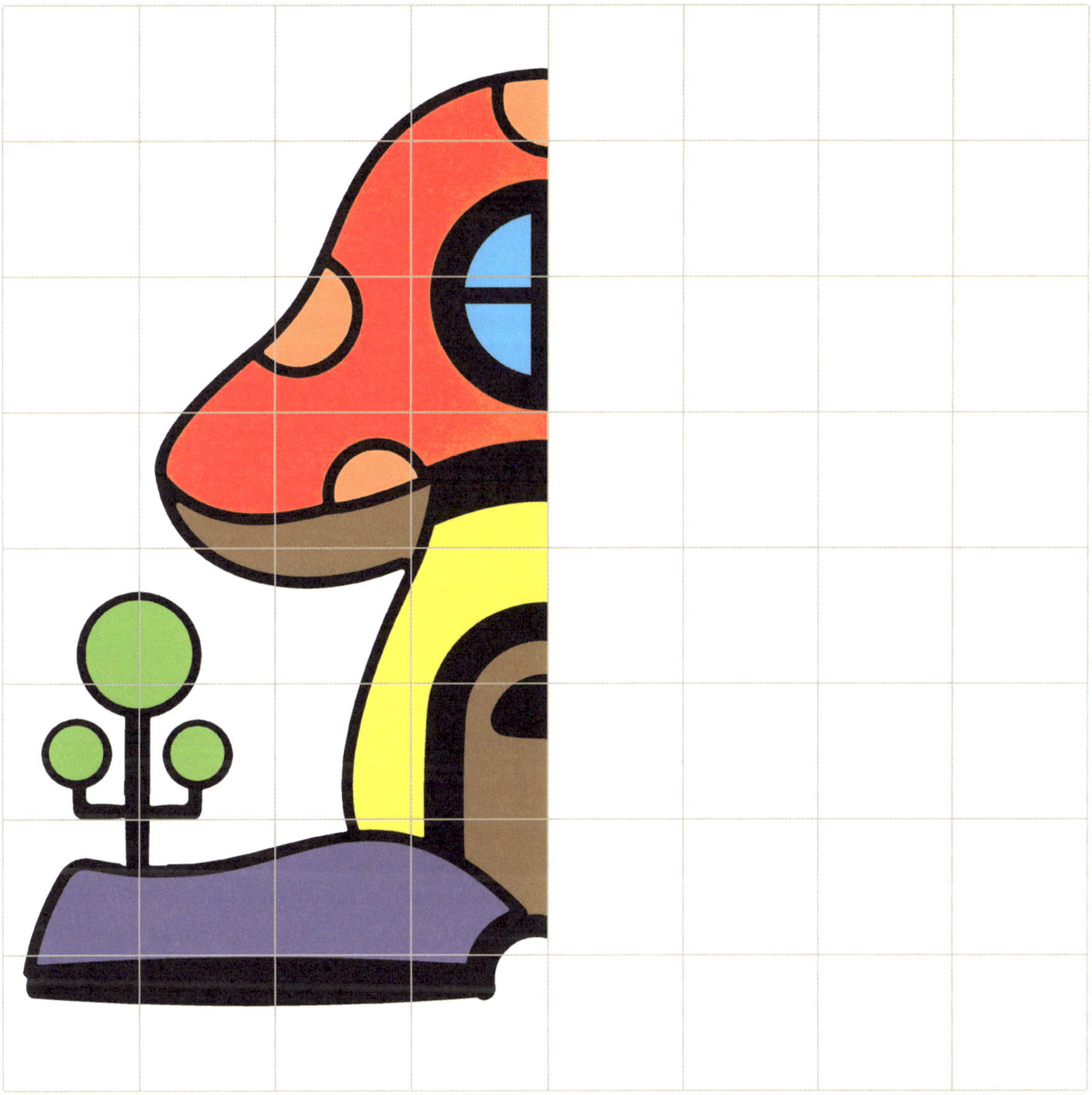

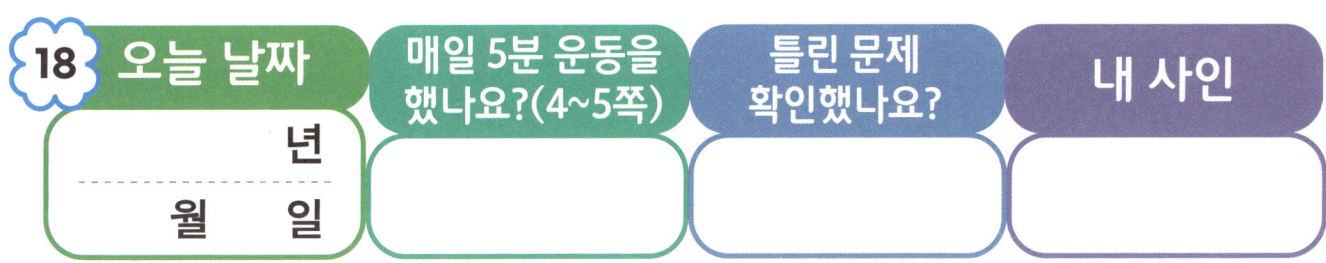

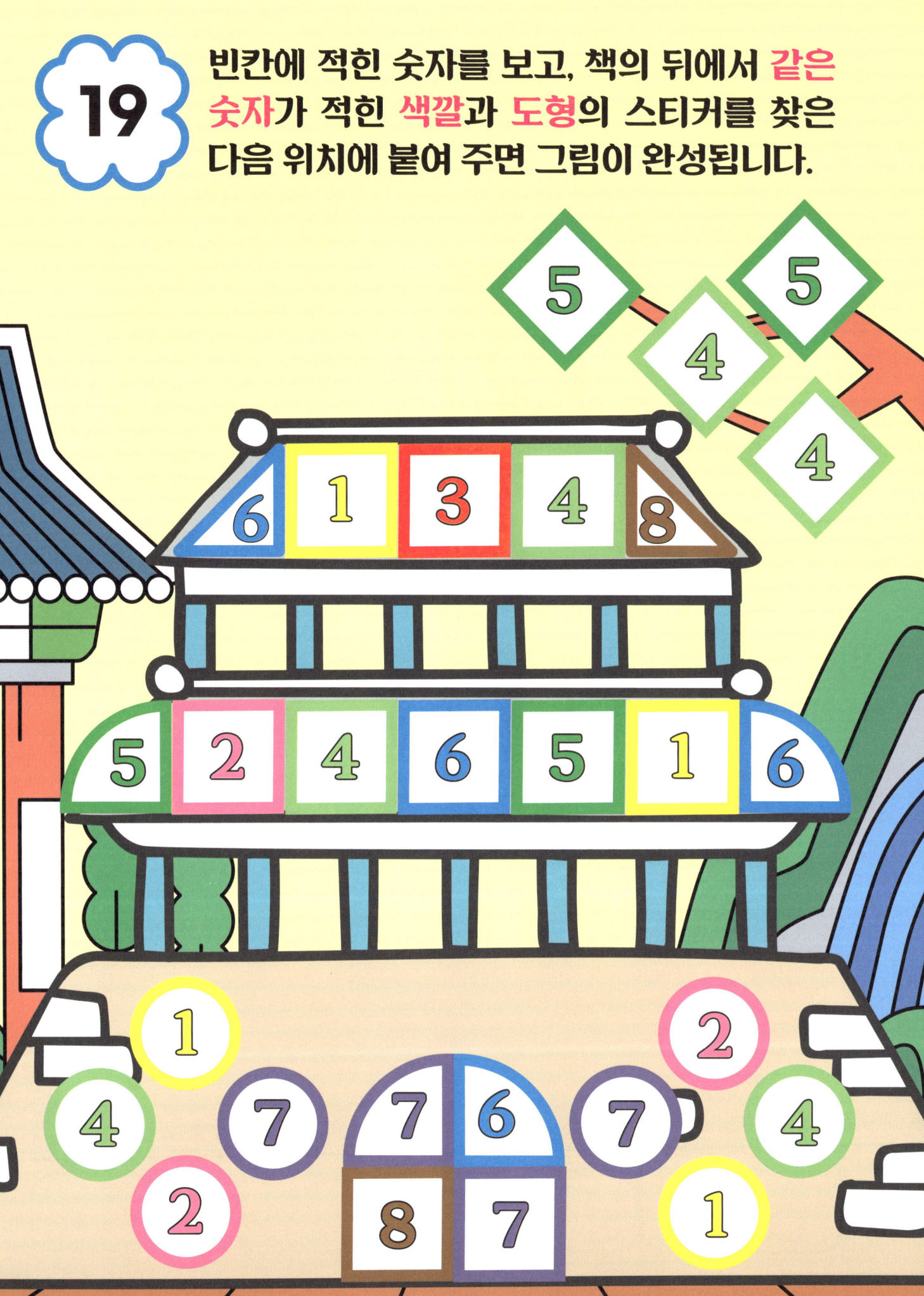

★ <보기>에서 해당 문양을 찾아 같은 색으로 도안을 칠해 보세요.

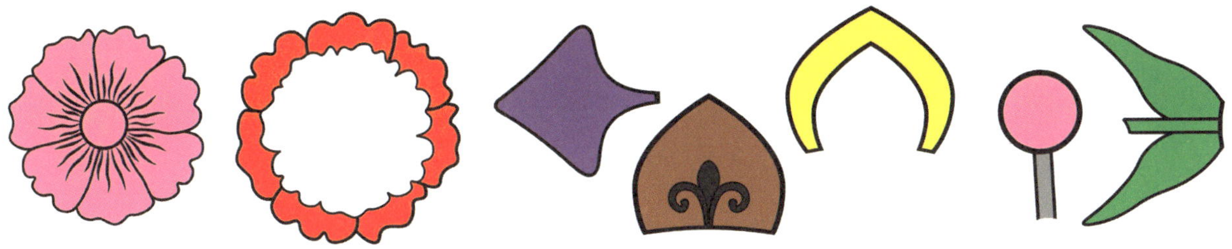

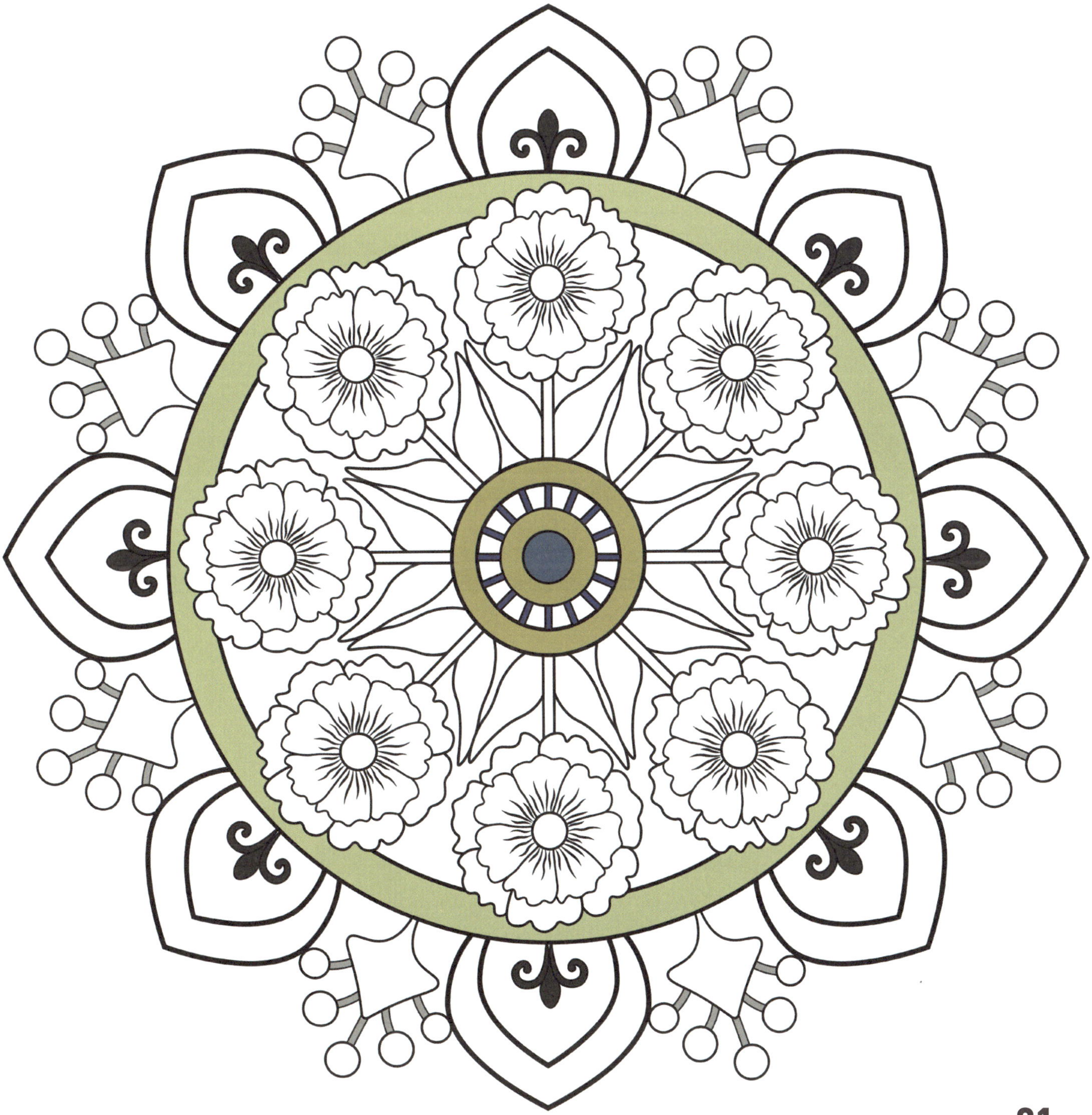

★ 0부터 8씩 커지는 수를 이어 따라가면서 네모 칸에 색칠해 주세요.

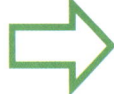

0	6	3	12	85	30
8	33	19	22	52	76
16	24	29	72	80	88
38	32	46	64	78	96
54	40	48	56	59	104
200	70	111	123	98	112
192	188	182	136	128	120
184	141	152	144	129	115
176	168	160	162	150	198

★ 나머지 반쪽을 그려 완성하고 색칠해 주세요.

19 오늘 날짜	매일 5분 운동을 했나요?(4~5쪽)	틀린 문제 확인했나요?	내 사인
년 월 일			

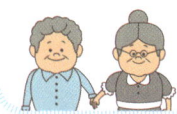

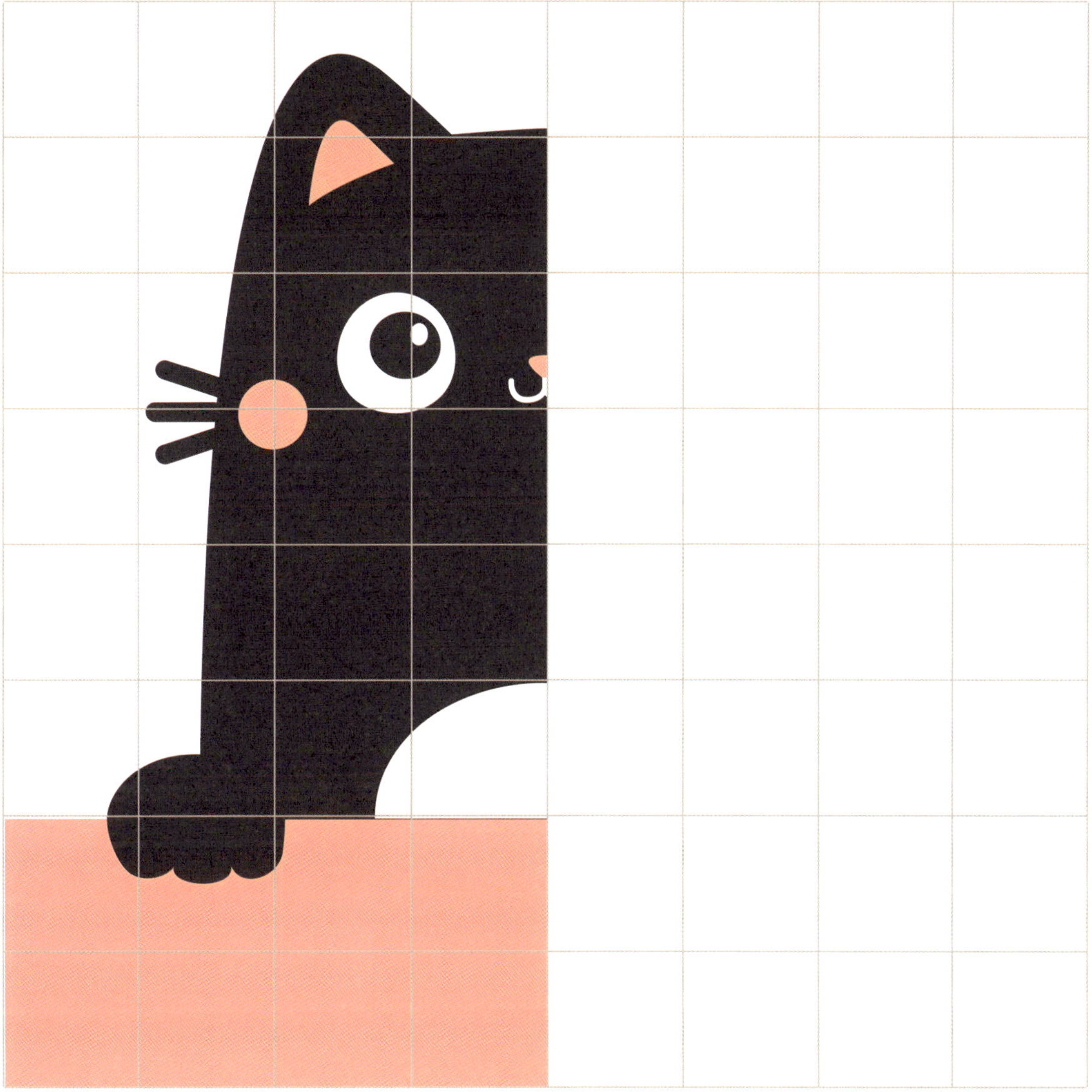

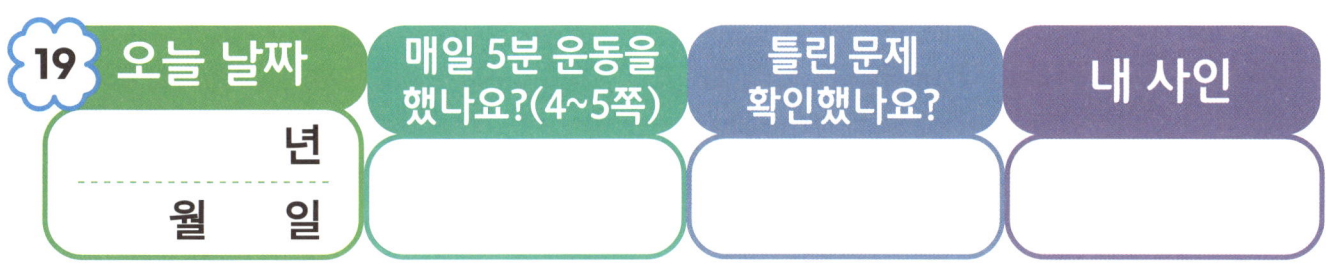

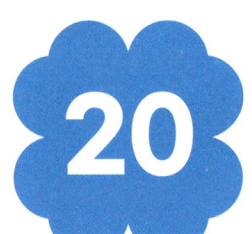 20 숨은 그림 7개를 찾아 보세요.

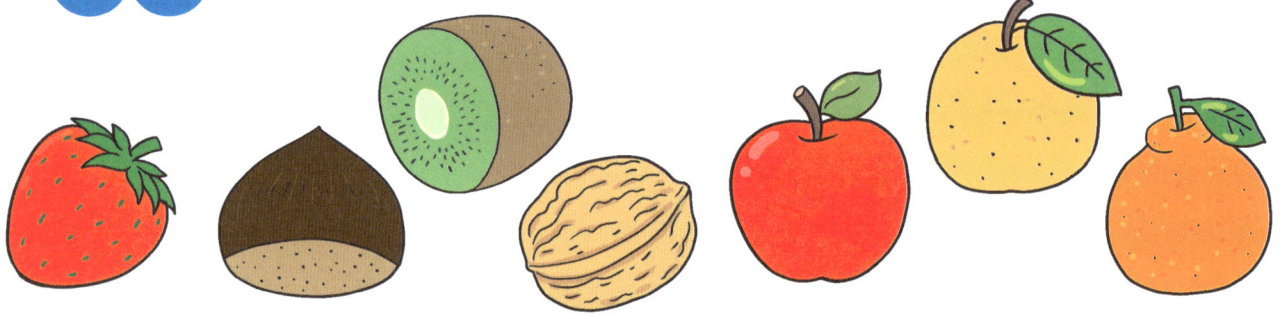

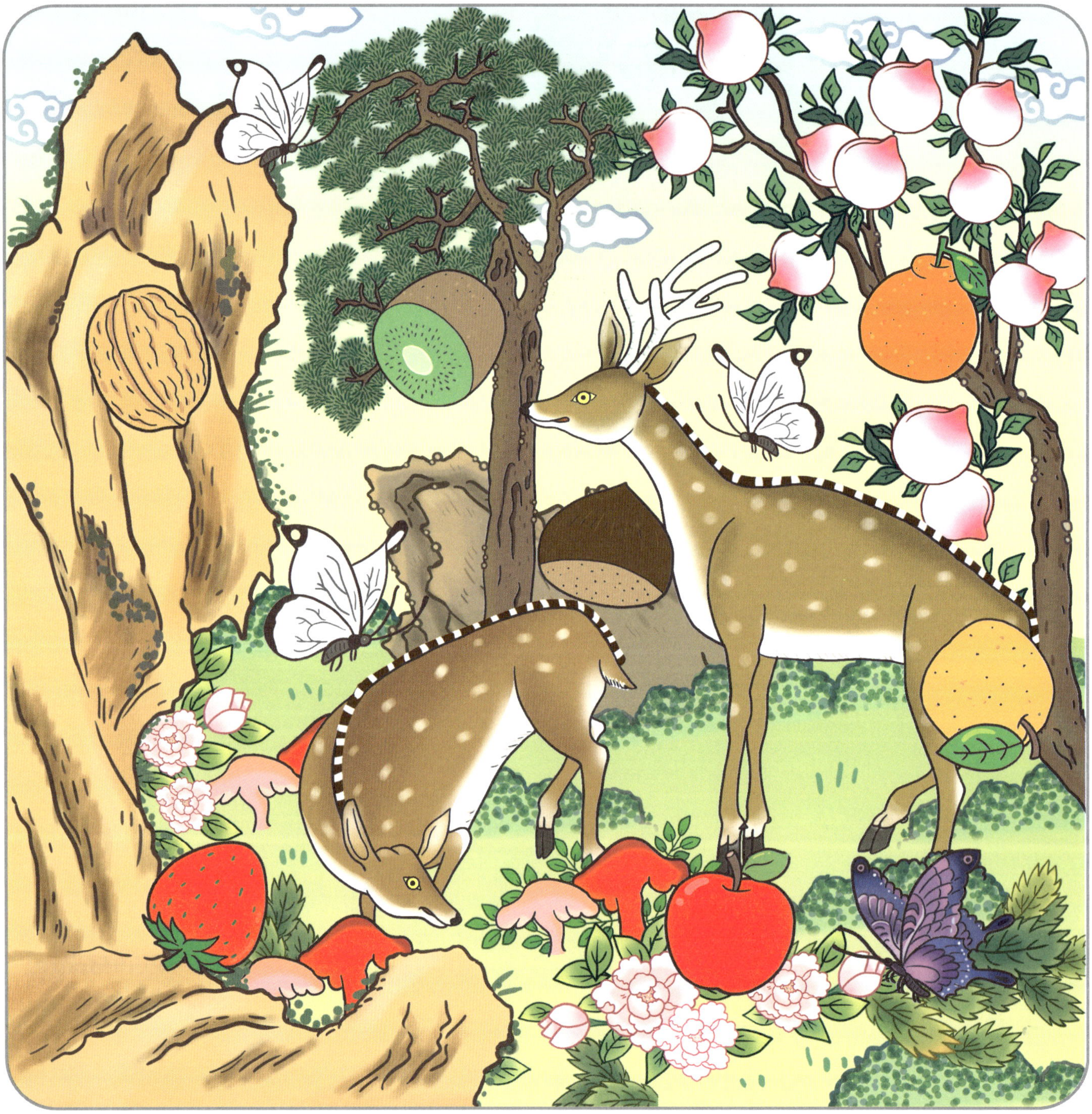

★〈보기〉에서 해당 문양을 찾아 같은 색으로 도안을 칠해 보세요.

보기

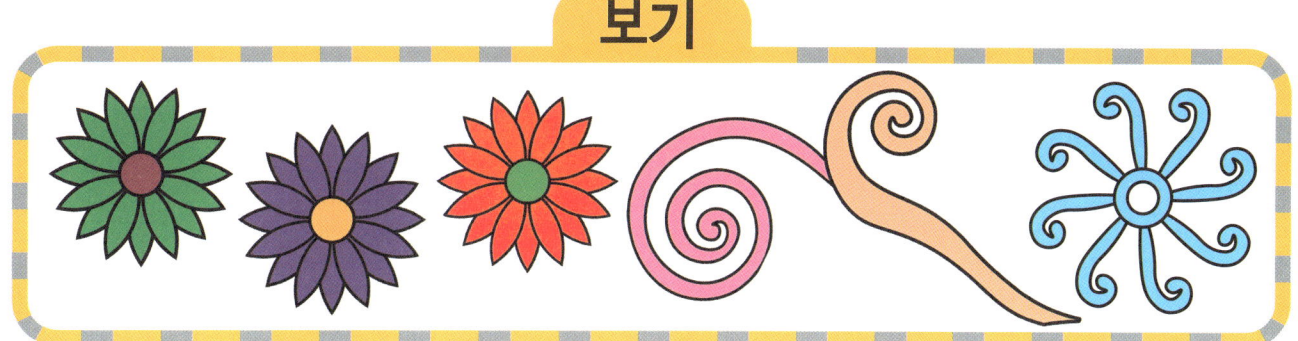

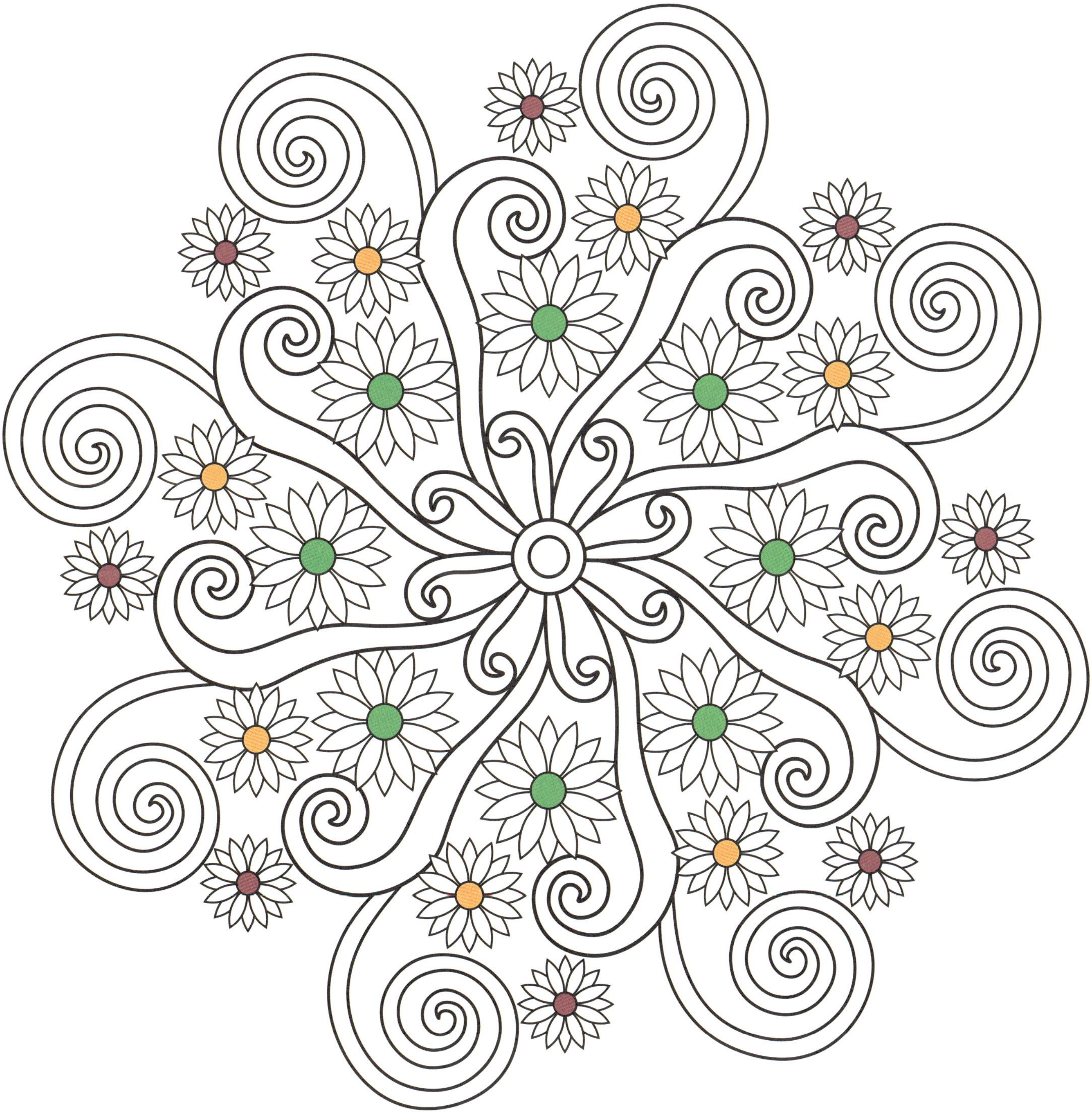

★ 사자성어 '**是是非非**(시시비비)'을 써 보세요.

是 是 非 非
시 시 비 비

여러 가지의 잘잘못
예 시시비비를 가려 보자.

是	是	非	非
옳을 **시**	옳을 **시**	아닐 **비**	아닐 **비**
是	是	非	非

★ 나머지 반쪽을 그려 완성하고 색칠해 주세요.

20 오늘 날짜	매일 5분 운동을 했나요?(4~5쪽)	틀린 문제 확인했나요?	내 사인
년 월 일			

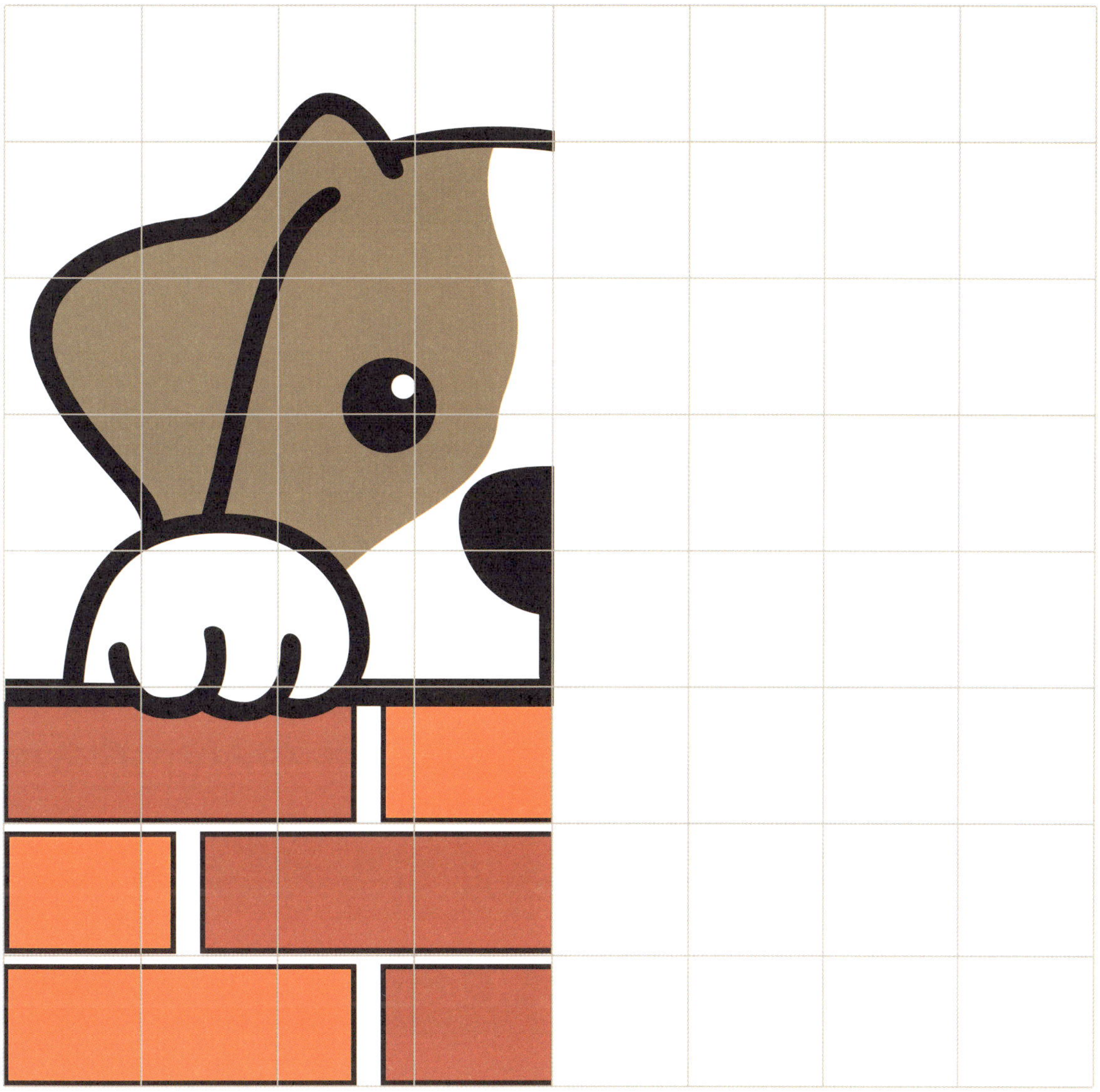

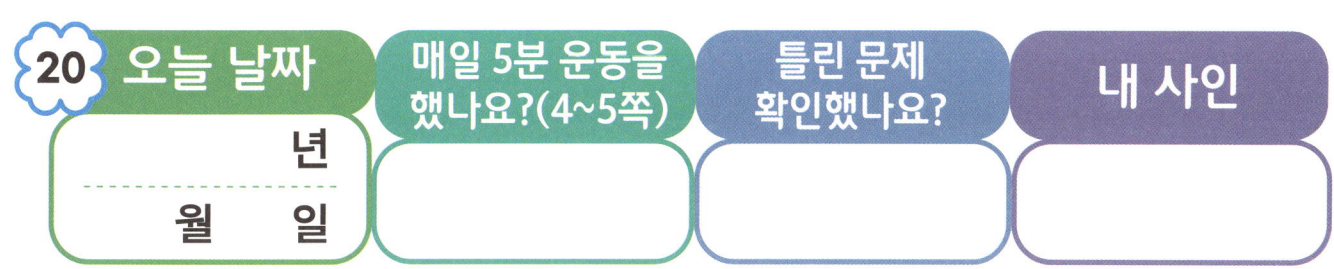

상 장

성 명 _____

위 사람은 생활 속에서 관심이 많고 열심히 배우며

궁금증을 풀기 위해 온 마음과 힘을 기울이는 모습이

다른 사람들에게 모범이 되므로

이 상장을 수여합니다.

도서출판 큰그림 드림

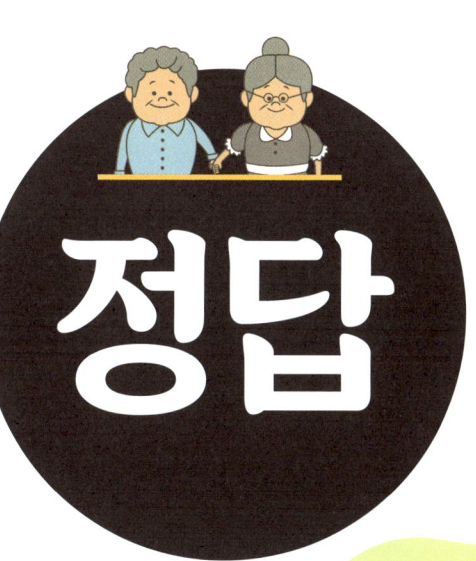

정답

오늘도
재밌는
뇌운동

01회 정답

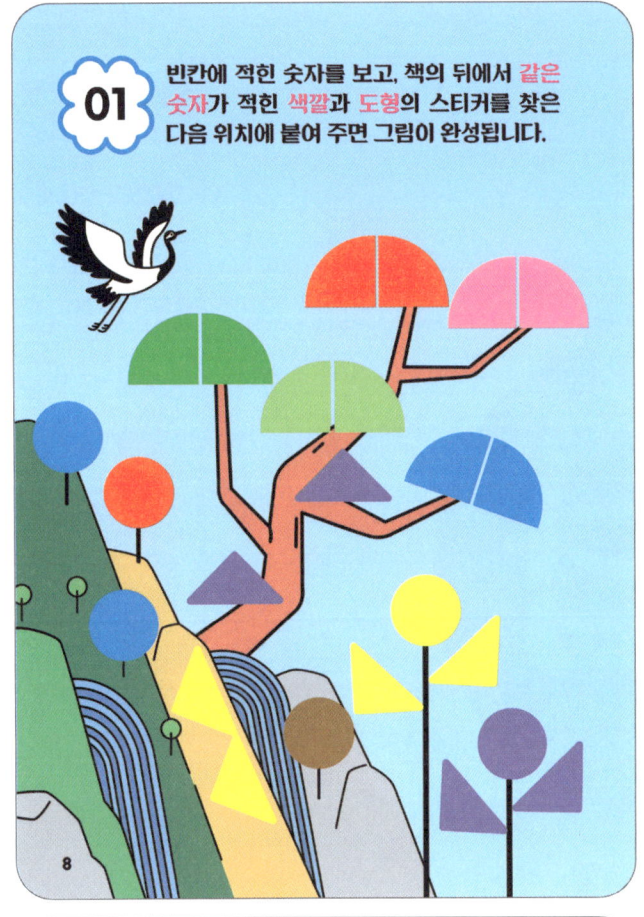

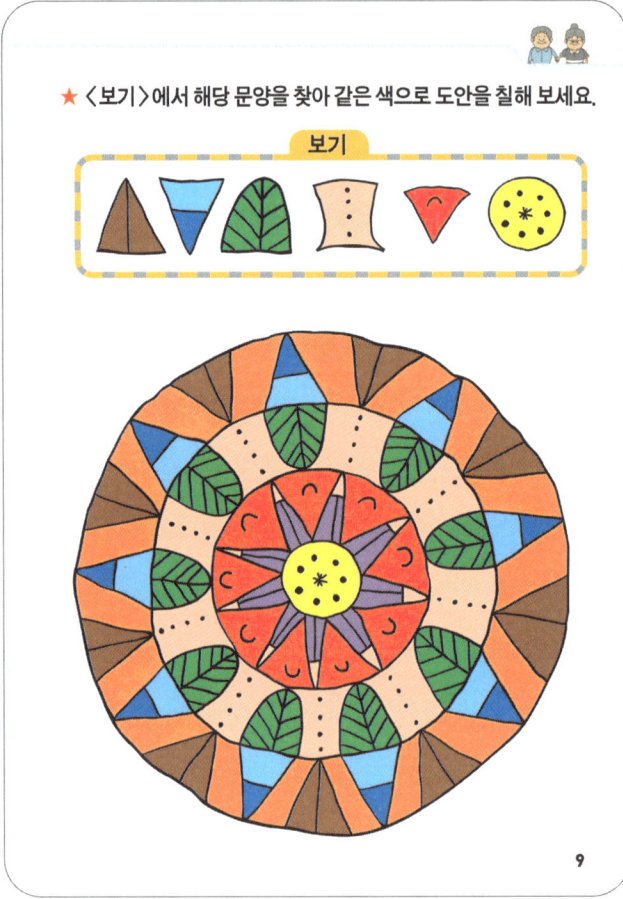

★ 다섯고개 퀴즈를 맞혀 보세요.

① 이 동물은 멸종 위기종입니다.
② 이 동물은 곰과 같은 분류에 속합니다.
③ 이 동물은 대나무가 주식입니다.
④ 몸통에 난 털은 하얗고 눈, 귀, 다리에 난 털은 까매요.
⑤ 귀여운 외모로 유명해요.

정답: **판다**

① 빨간색 과일입니다.
② 이 과일은 씨가 겉에 나 있어요.
③ 이 과일의 크기는 품종에 따라 차이가 있지만 2.5~5cm 정도입니다.
④ 이 과일은 둥근 세모꼴이랍니다.
⑤ 이 과일을 활용한 잼, 다양한 케이크, 음료수 등 디저트를 즐길 수 있어요.

정답: **딸기**

★ 나머지 반쪽을 그려 완성해 주세요.

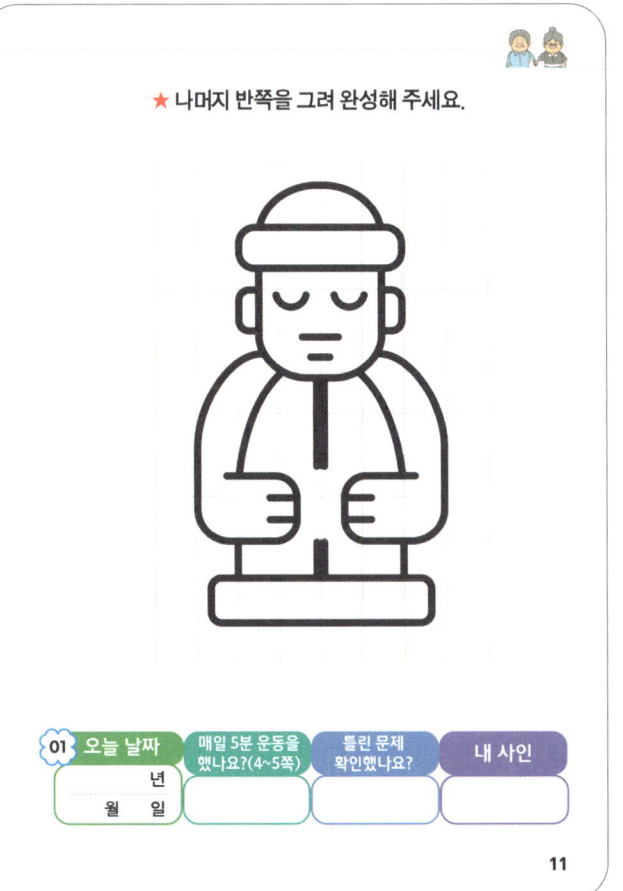

02회 정답

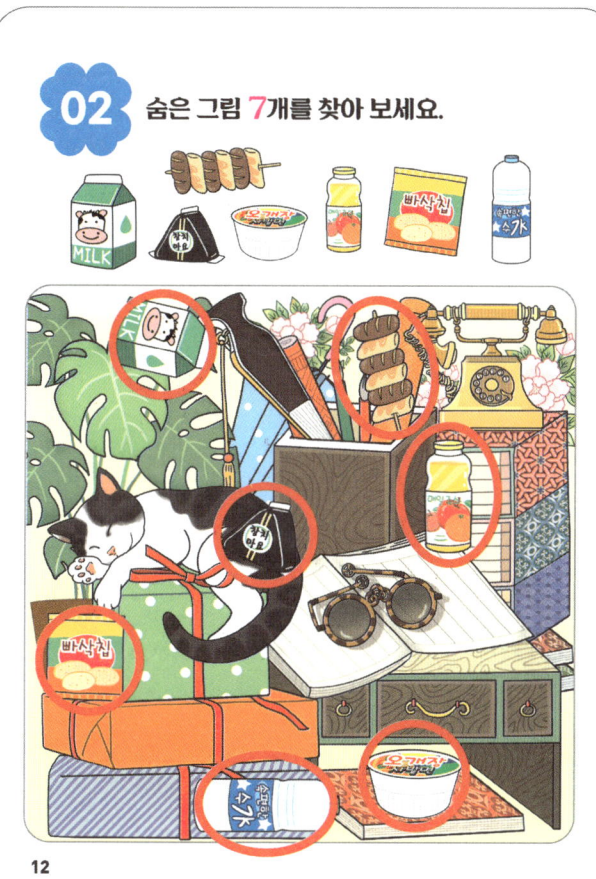

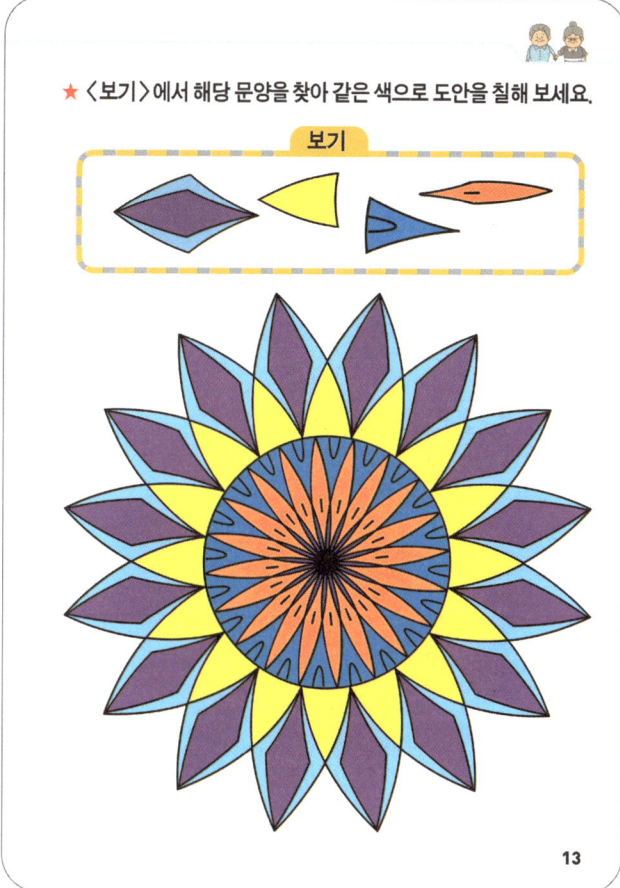

★ 네모 칸 안에 알맞은 단어를 넣어 속담을 완성하세요.

① 가는 말 이 고와야 오는 말 이 곱다
(내가 남에게 잘해야 남도 나에게 잘한다는 말입니다.)

② 귀 에 걸면 귀걸이 코 에 걸면 코걸이
(정해 놓은 것 없이 둘러대기에 따라 이렇게도 되고 저렇게도 된다는 말입니다.)

③ 못 먹는 감 찔러나 본다
(먹을 수 없으니까 나쁜 마음이 생겨 감을 콕콕 찔러 다른 사람도 못 먹게 만든다는 뜻으로 남도 못쓰게 만드는 마음을 이릅니다.)

④ 믿는 도 끼 에 발등 찍힌다
(찰떡같이 믿고 있던 사람에게 어처구니없이 배신을 당하거나, 꼭 이루어질 거라고 찰떡같이 믿은 일을 그르치게 되었을 때)

⑤ 어물전 망신은 꼴 뚜 기 가 시킨다
(어리석은 사람 한 명이 주변의 사람들까지 망신시킨다는 뜻입니다.)

★ 나머지 반쪽을 그려 완성하고 색칠해 주세요.

03회 정답

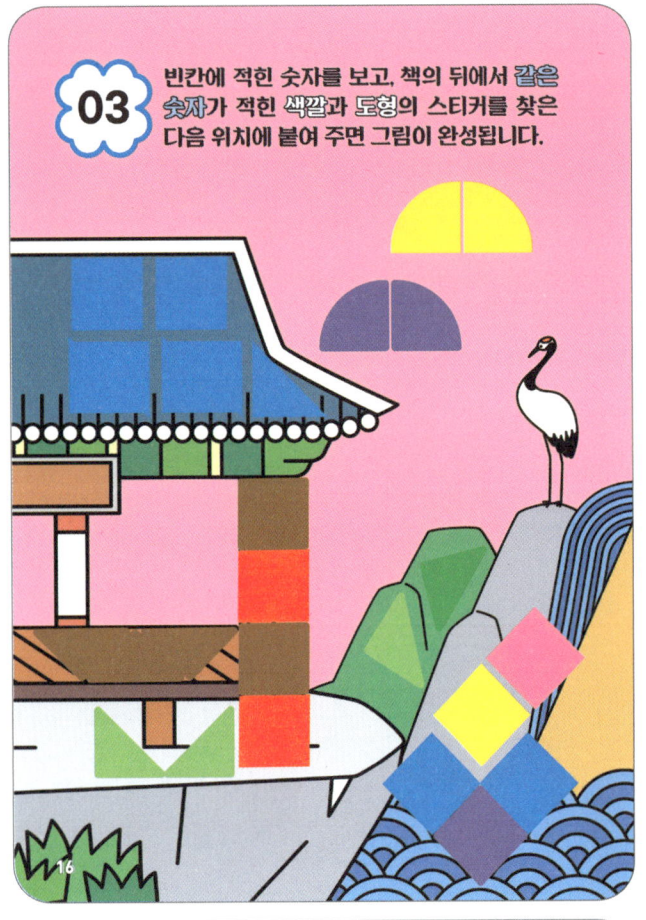

★ 〈보기〉에서 해당 문양을 찾아 같은 색으로 도안을 칠해 보세요.

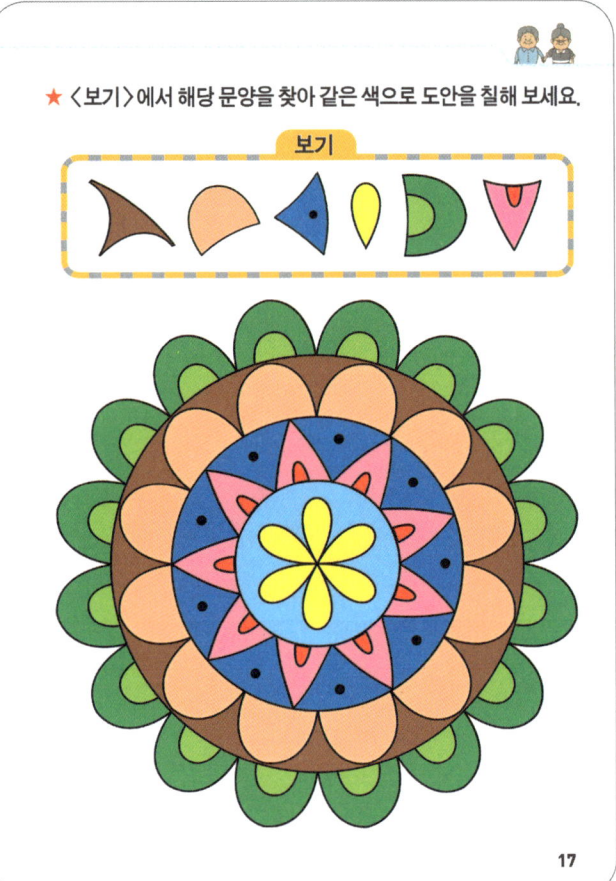

★ 빈칸에 알맞은 숫자와 사칙 연산 기호(+, −, ×, ÷)를 넣어 보세요.

81	+	18	=	99
÷				−
9				72
=				=
9	×	3	=	27
		+		
		21		
		=		
3	×	24	=	72
×		+		
8		8		
=		=		
24	+	56	=	80

25	+	5	=	30
×				÷
2				6
=				=
50	÷	10	=	5
		+		
		22		
		=		
50	−	32	=	18
÷				×
2				2
=				=
25	+	11	=	36

★ 나머지 반쪽을 그려 완성하고 색칠해 주세요.

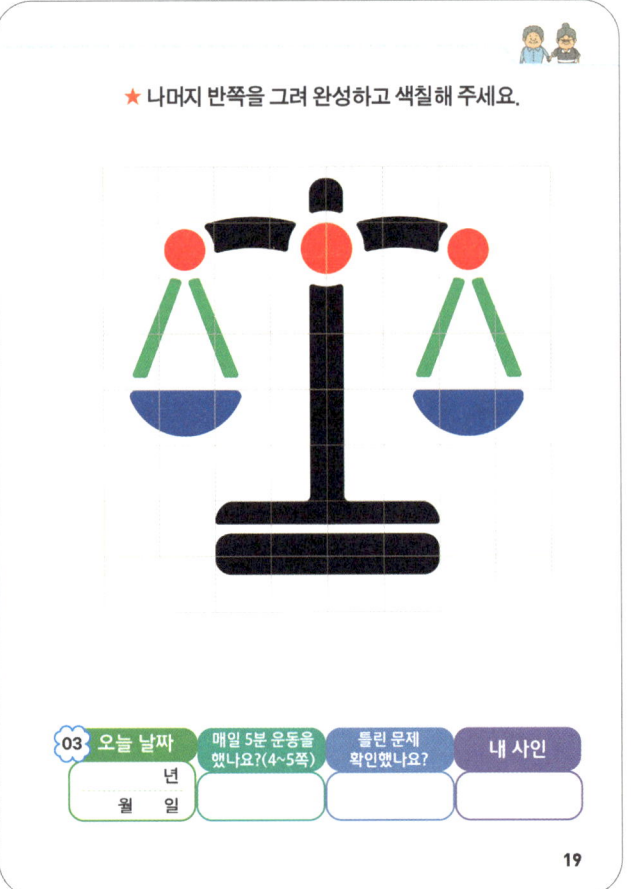

04회 정답

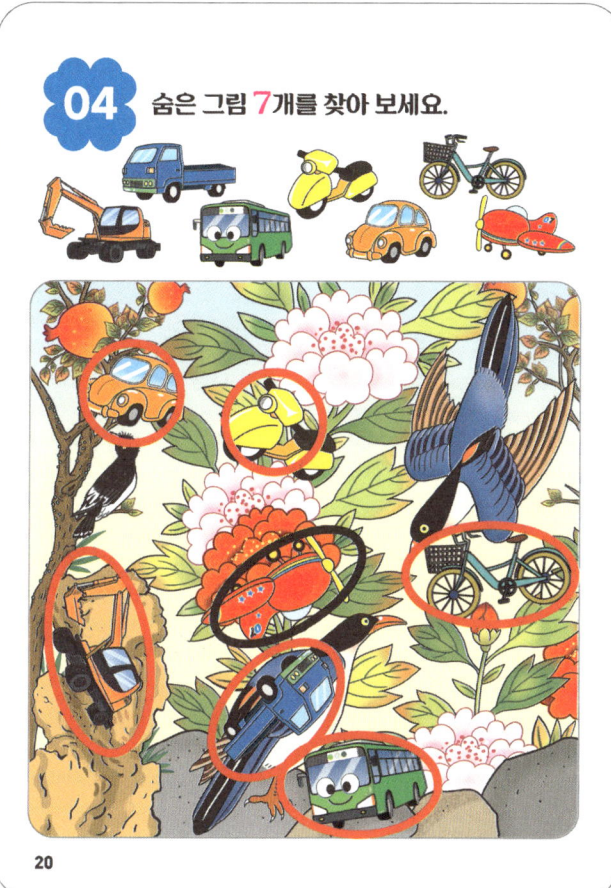

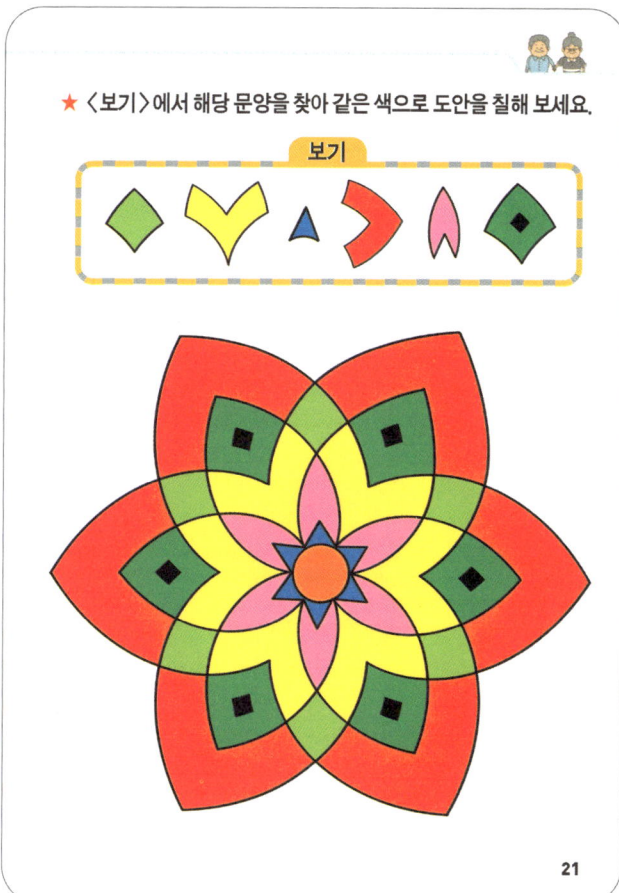

05회 정답

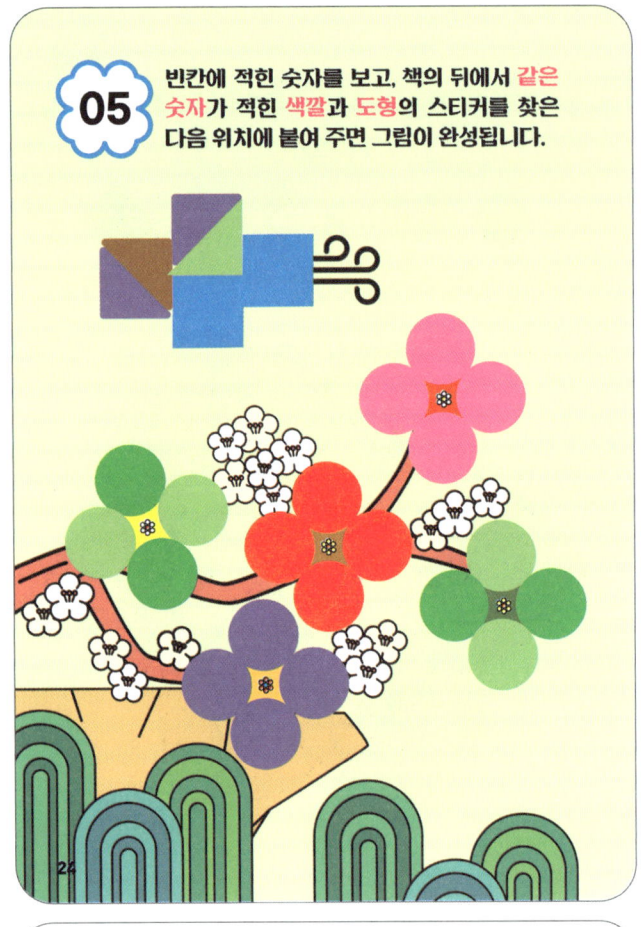

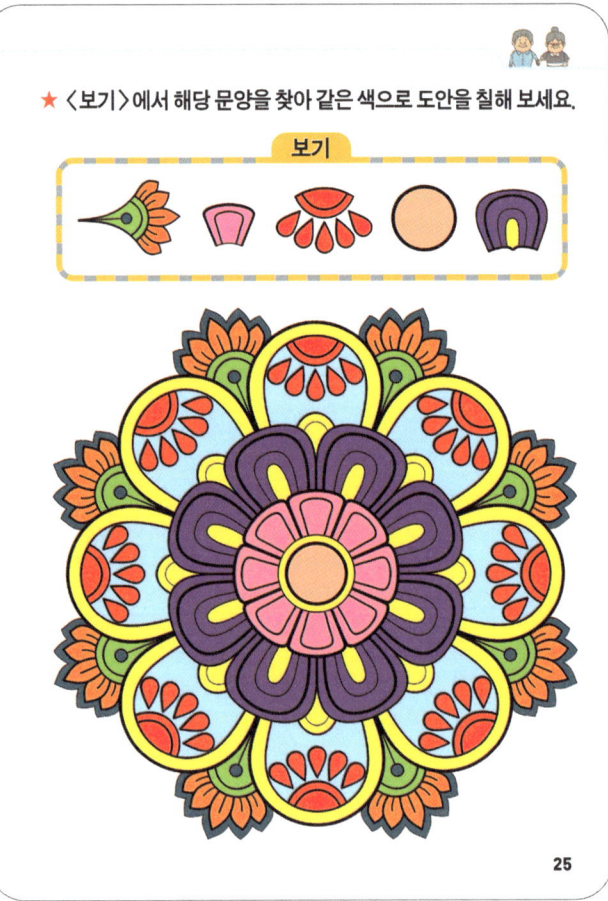

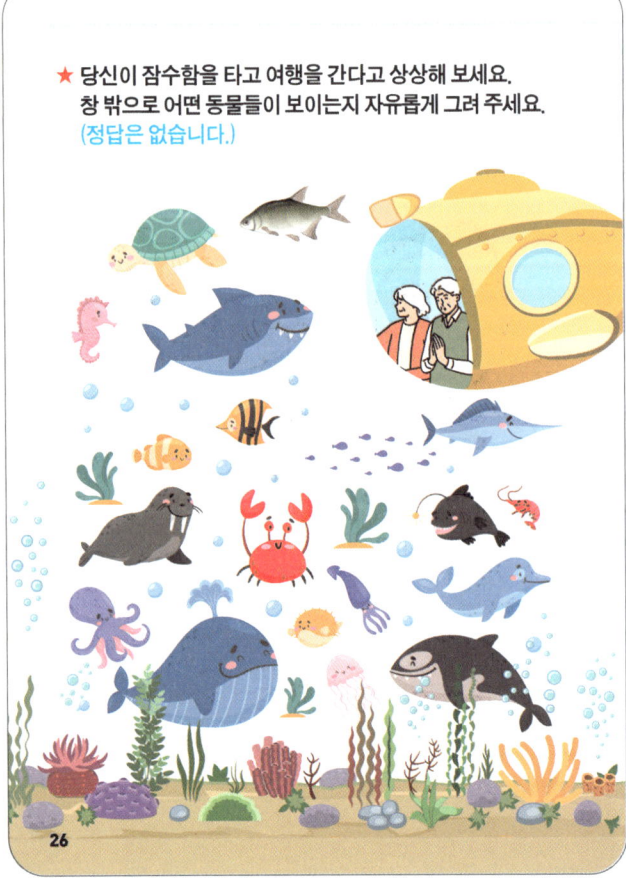

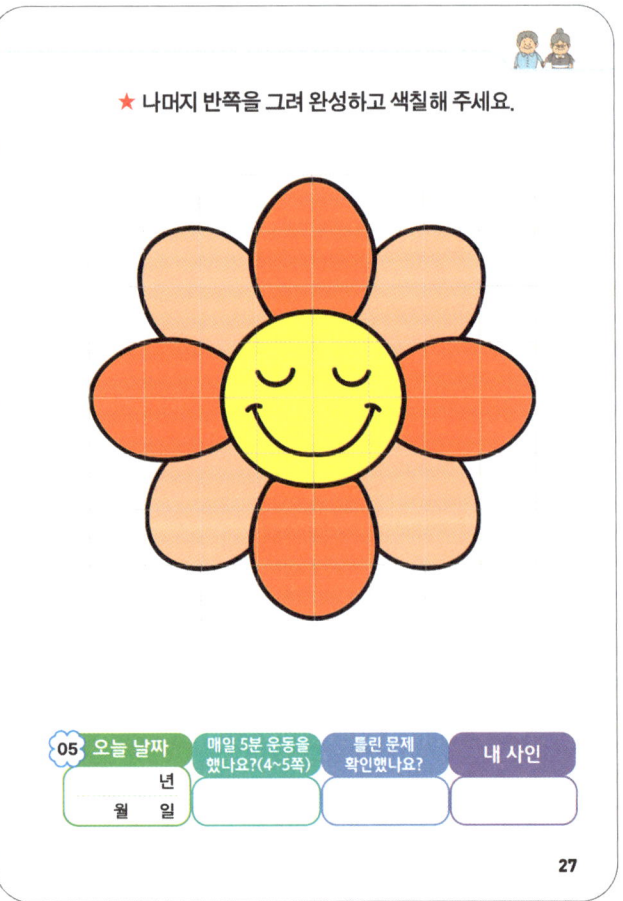

06회 정답

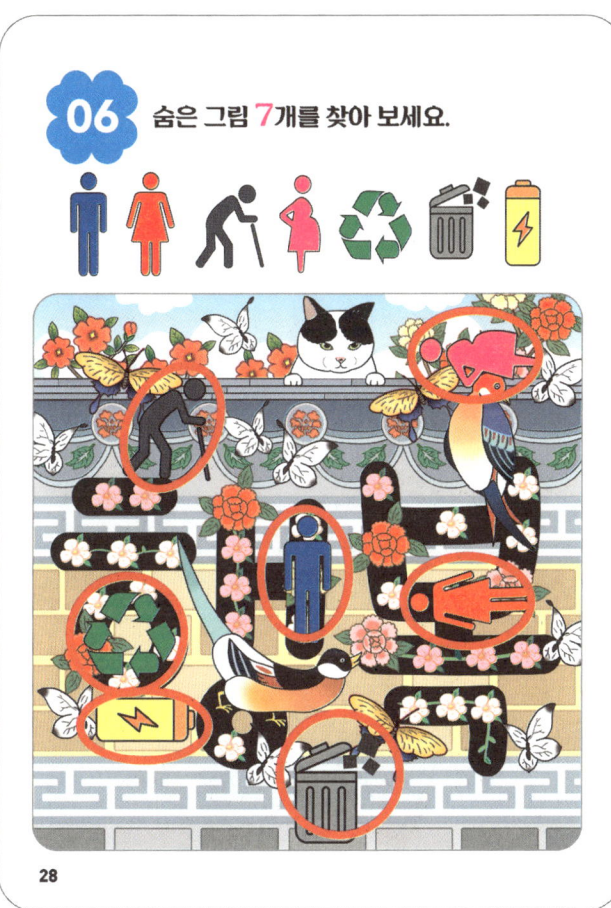

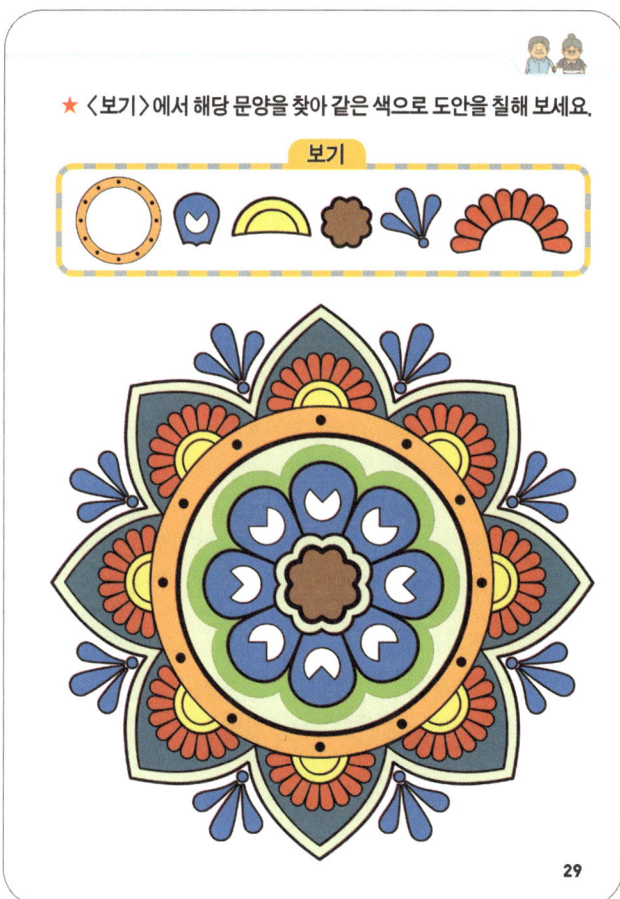

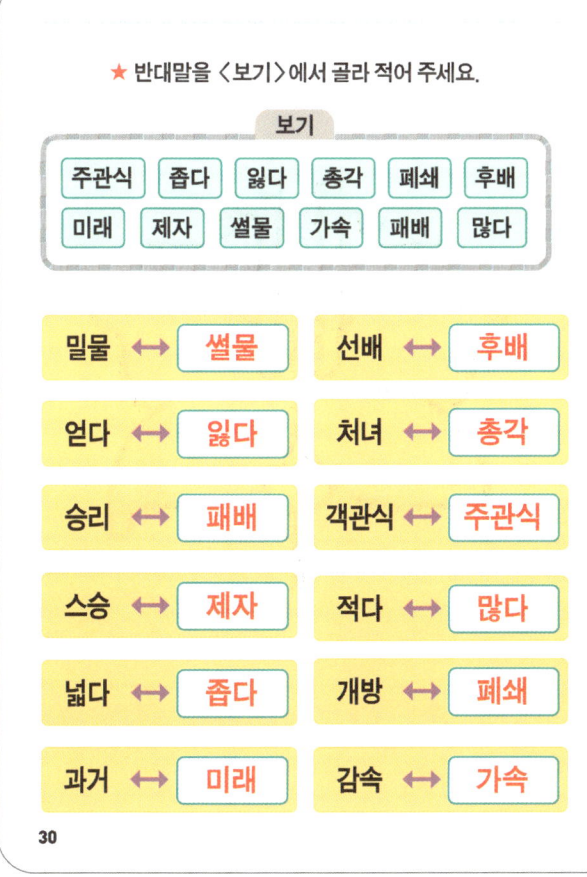

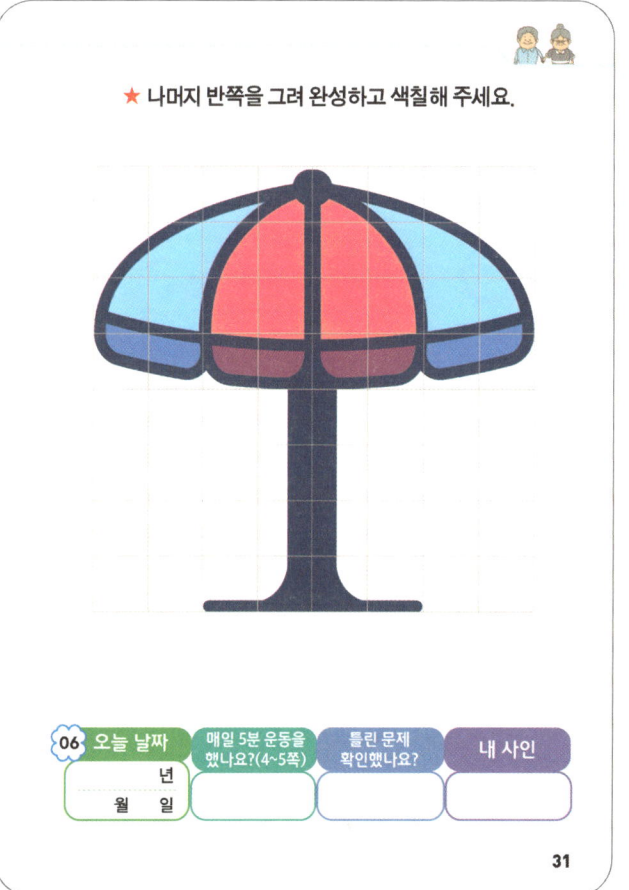

07회 정답

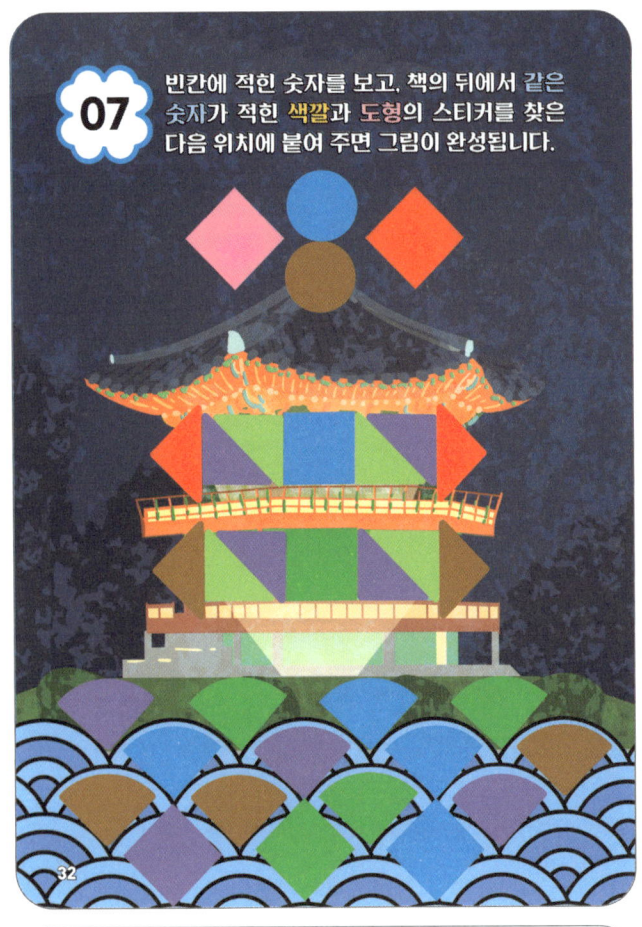

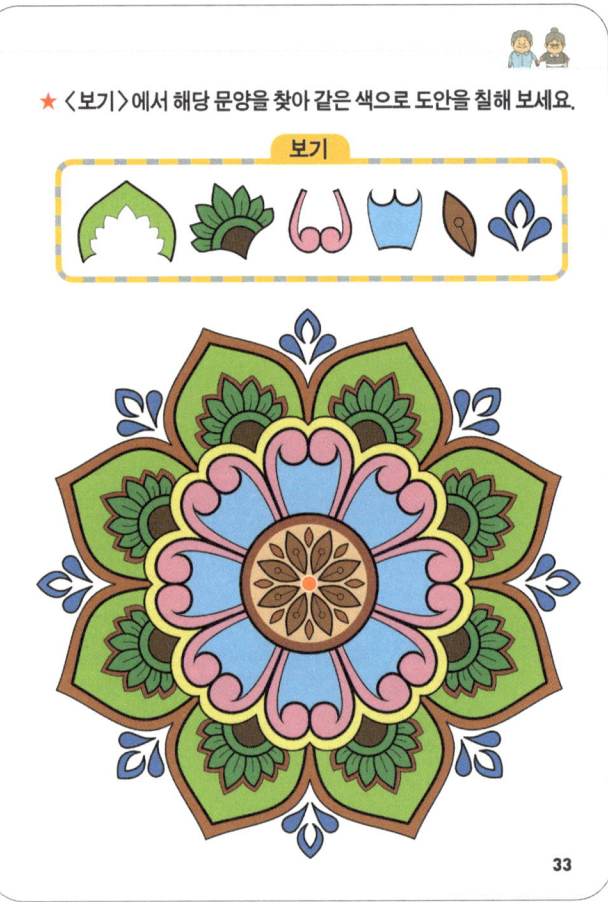

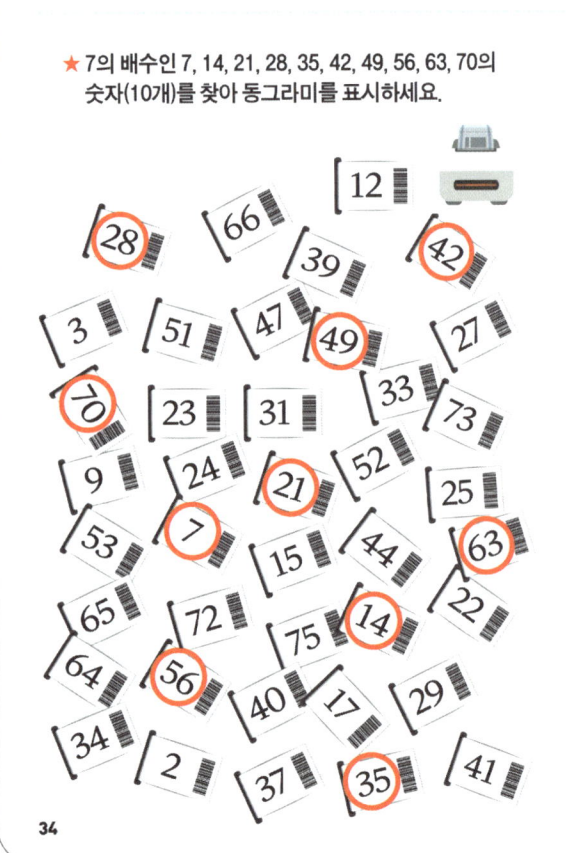

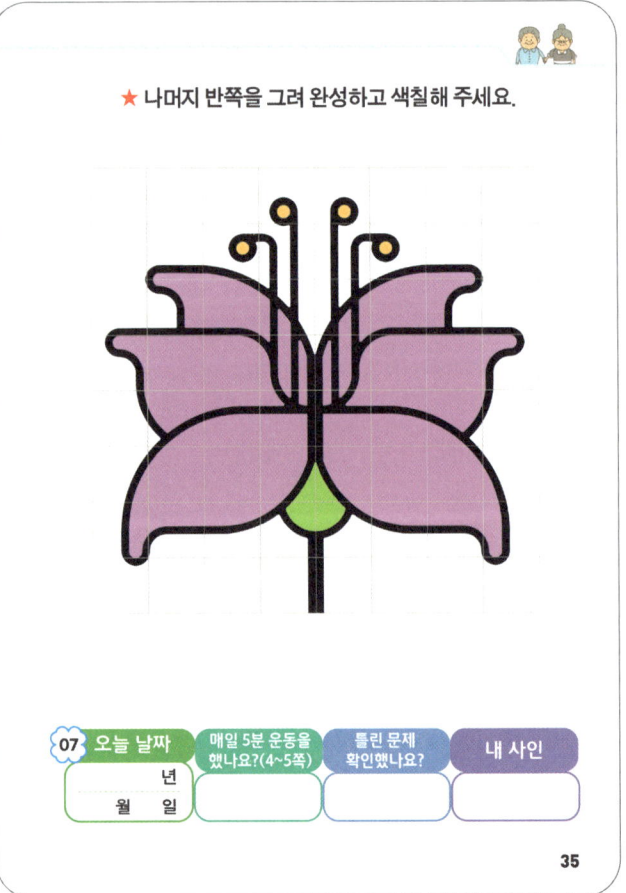

08회 정답

08 숨은 그림 **7**개를 찾아 보세요.

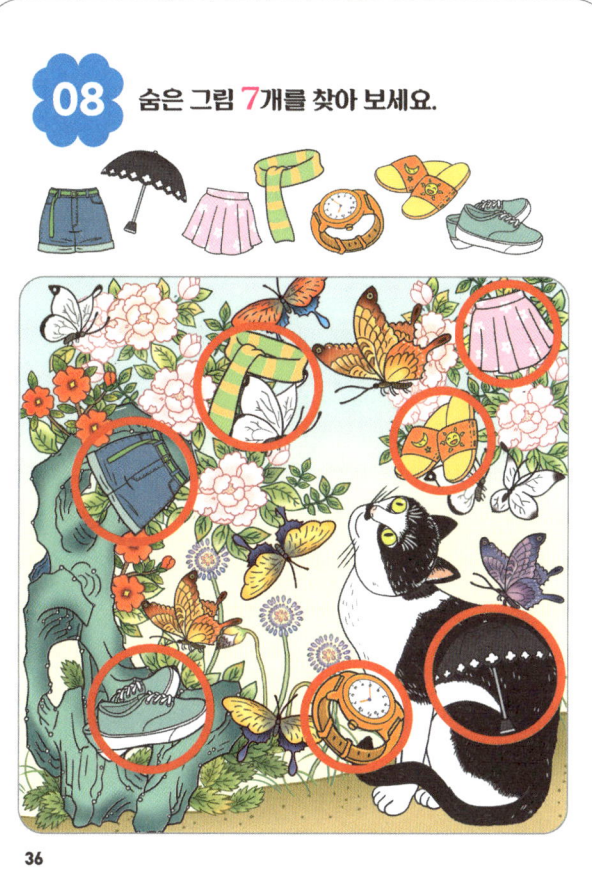

★ 〈보기〉에서 해당 문양을 찾아 같은 색으로 도안을 칠해 보세요.

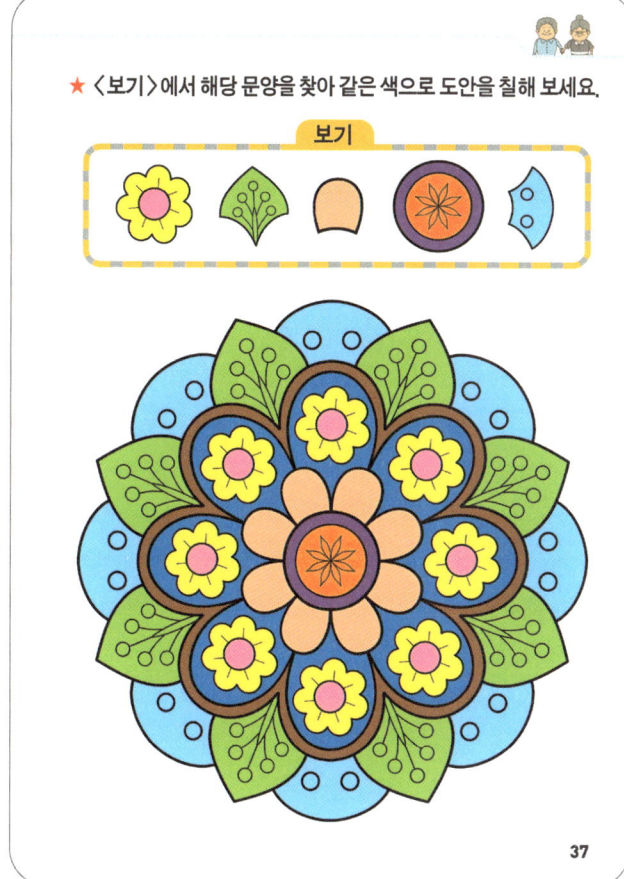

★ 사자성어 '九死一生(구사일생)'을 써 보세요.

九死一生
구 사 일 생

'아홉 번 죽을 뻔하다 한 번 살아난다'는 뜻으로, 죽을 고비를 여러 차례 넘기고 겨우 살아남을 이르는 말
예) 물에 빠졌다가 **구사일생**으로 살아났다.

九	死	一	生
아홉 **구**	죽을 **사**	하나 **일**	날 **생**
九	死	一	生
아홉 **구**	죽을 **사**	하나 **일**	날 **생**
九	死	一	生
아홉 **구**	죽을 **사**	하나 **일**	날 **생**
九	死	一	生
아홉 **구**	죽을 **사**	하나 **일**	날 **생**

★ 나머지 반쪽을 그려 완성하고 색칠해 주세요.

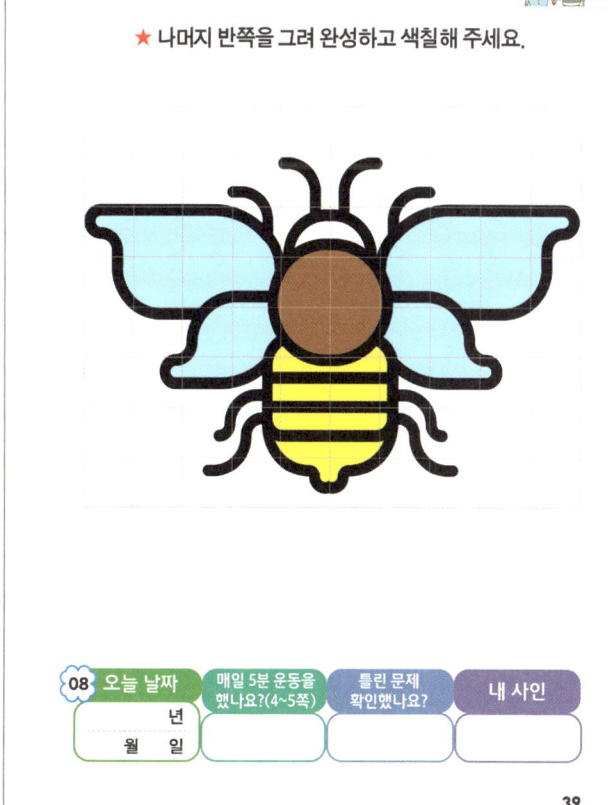

09회 정답

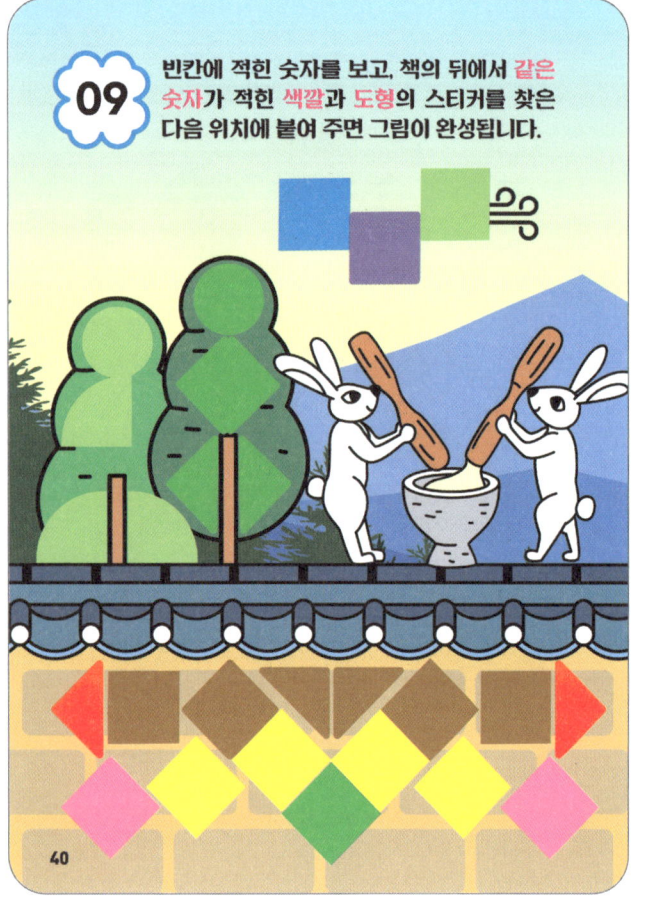

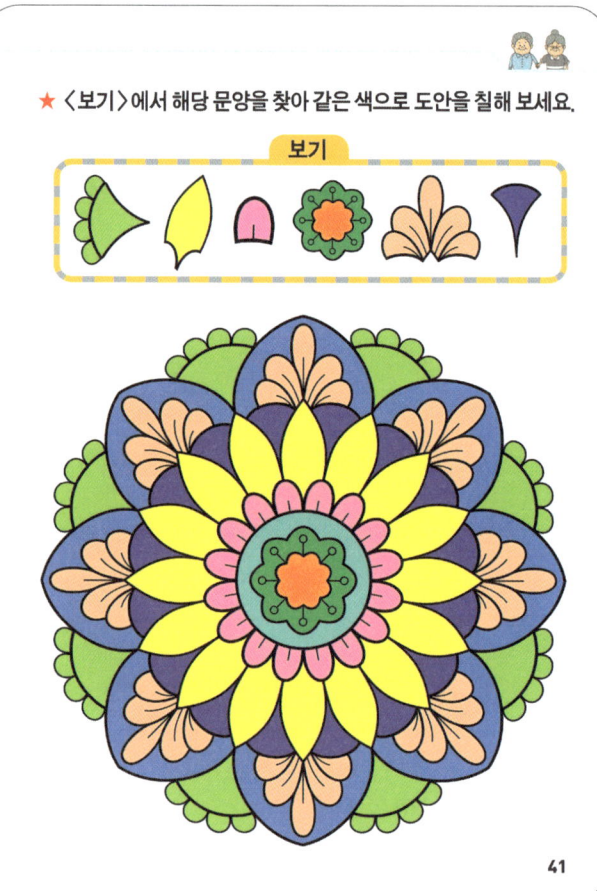

★ 다섯고개 퀴즈를 맞혀 보세요.

① 머리, 가슴, 배로 나누어져 있고 더듬이가 있는 곤충입니다.
② 여왕을 모시고 삽니다.
③ 자신의 몸무게보다 몇 배를 더 들 수 있어요.
④ 사회성을 갖고 있고 집단생활을 합니다.
⑤ 부지런한 사람에게 이 곤충의 별명이 붙기도 하지요.

정답 : **개미**

① 집단이 위기에 처하면 목숨을 바쳐 싸웁니다.
② 여왕만 알을 낳아요.
③ 독침이 있어요.
④ 줄무늬가 선명한 둥근 엉덩이가 특징입니다.
⑤ 식물의 꿀과 꽃가루를 먹고 살아요.

정답 : **(꿀)벌**

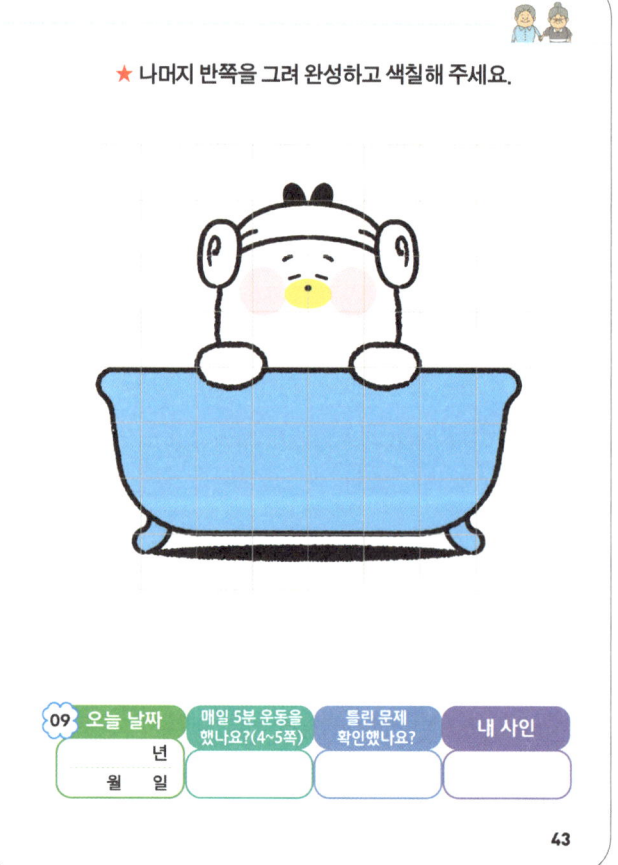

10회 정답

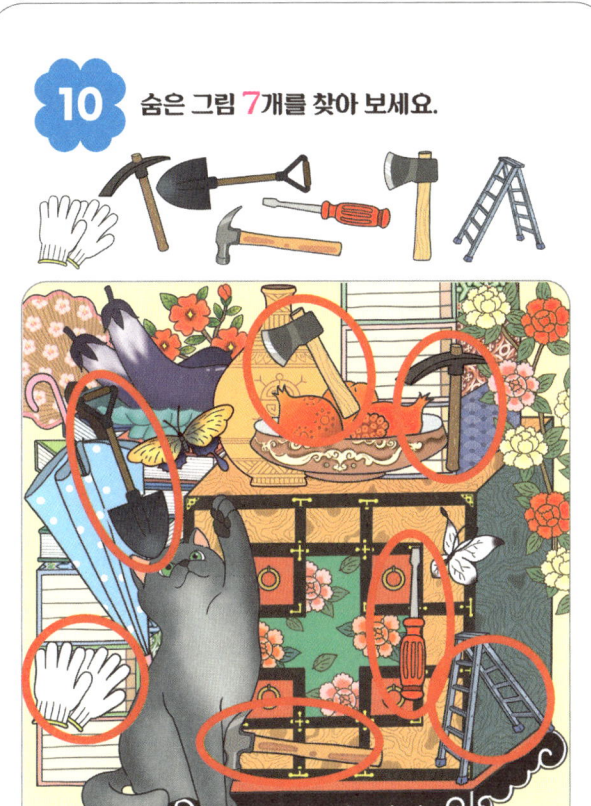

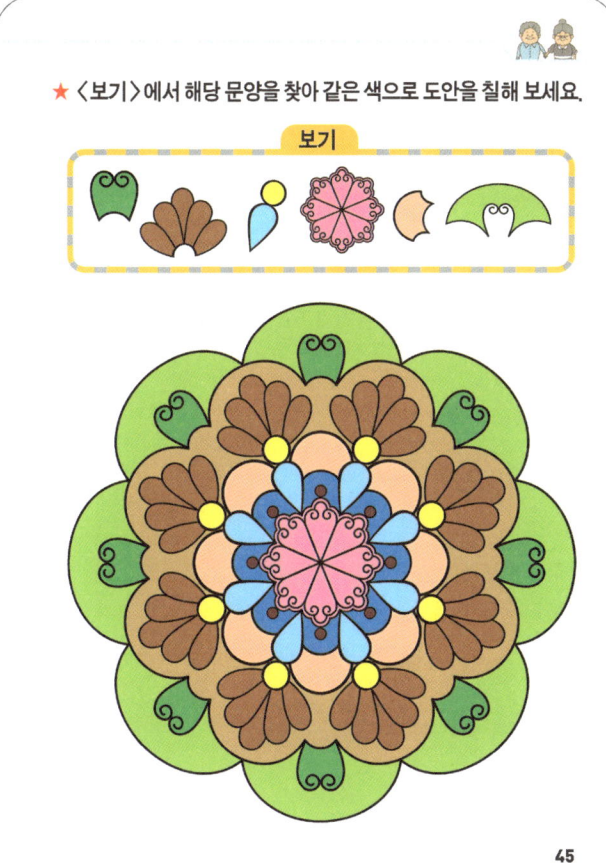

★ 네모 칸 안에 알맞은 단어를 넣어 속담을 완성하세요.

① 입 이 열 개라도 할 말 이 없다
(잘못이 명백히 드러나 변명의 여지가 없음을 이르는 말입니다.)

② 자라 보고 놀란 가슴 솥 뚜 껑 보고 놀란다
(어떤 것에 몹시 놀란 사람은 그것과 비슷한 사물만 봐도 겁을 먹는다는 속담입니다.)

③ 가지 많은 나무에 바 람 잘 날이 없다
(자식을 많이 둔 부모는 자식을 위하는 걱정이 그치질 않는다는 말입니다.)

④ 참새가 방 앗 간 을 그저 지나랴
(자기가 좋아하는 곳을 그냥 지나치지 못한다는 속담입니다.)

⑤ 사 공 이 많으면 배가 산 으로 간다
(주장하는 사람들이 많으면 일이 제대로 마무리되기 어렵다는 말입니다.)

11회 정답

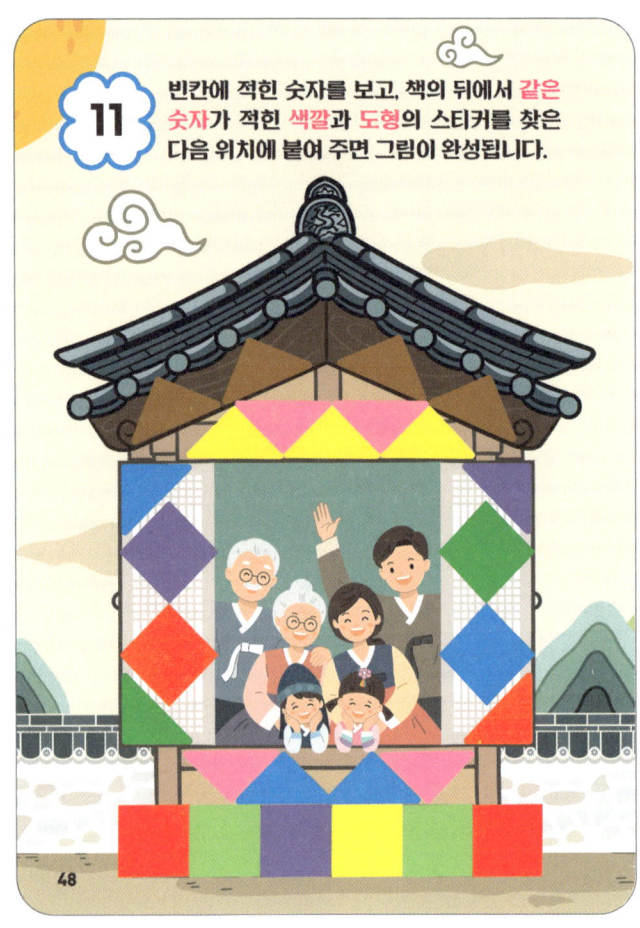

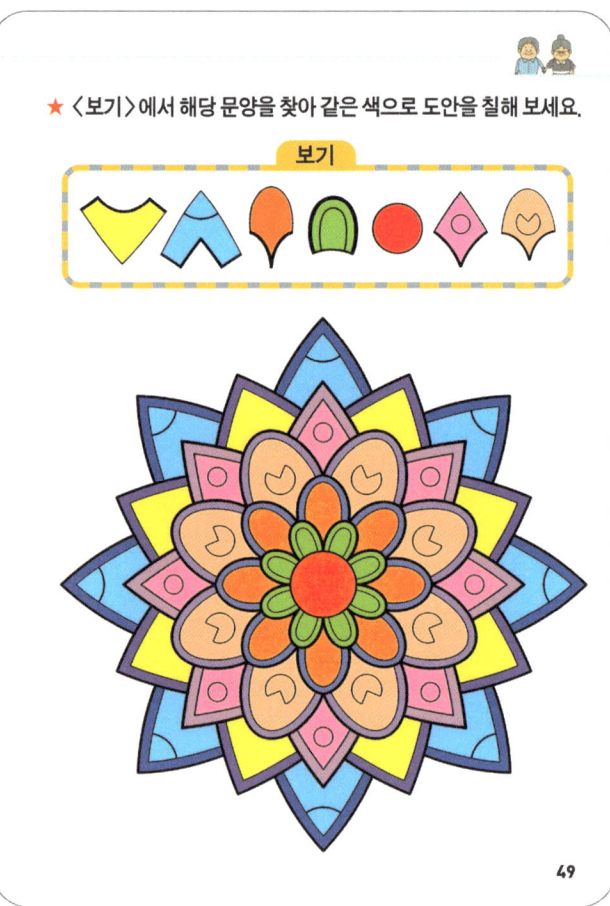

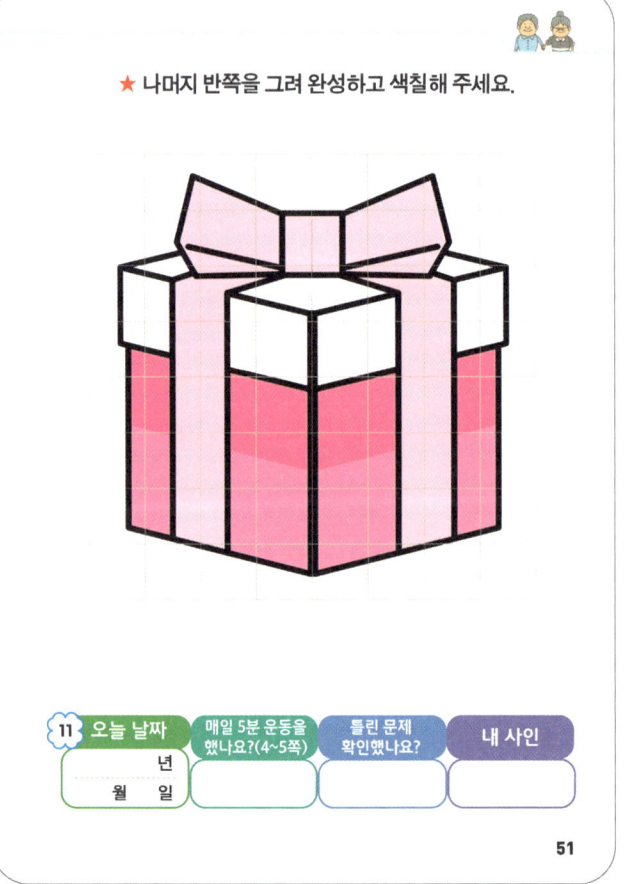

12회 정답

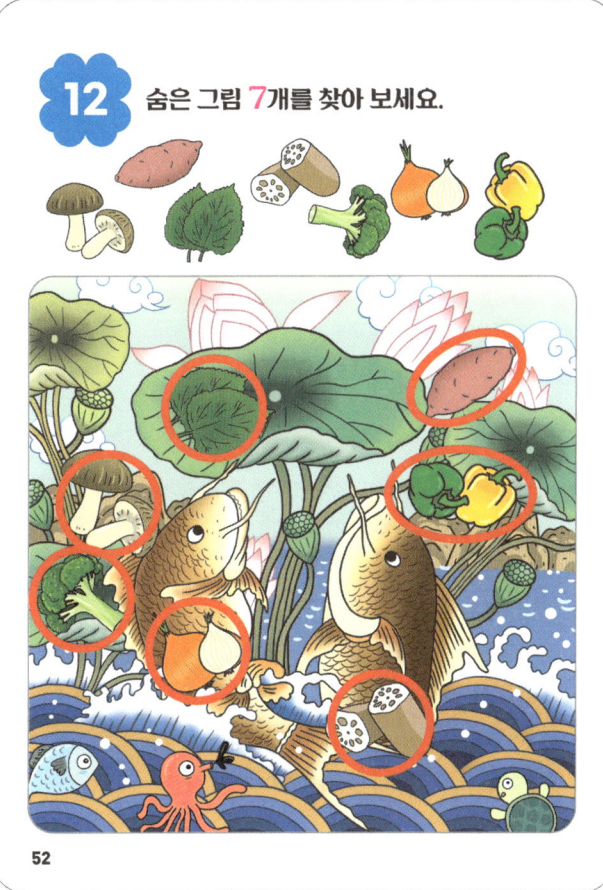

12 숨은 그림 7개를 찾아 보세요.

52

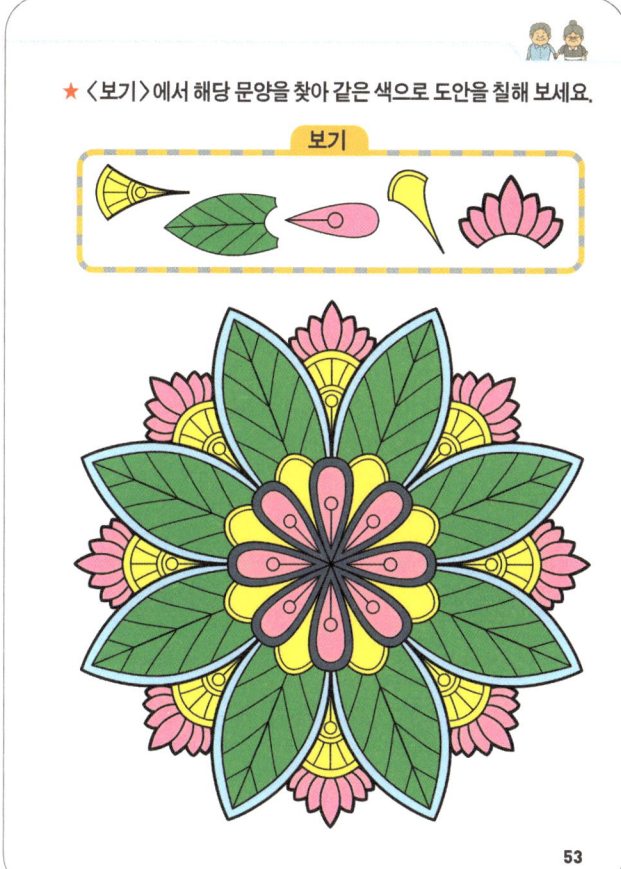

★ 〈보기〉에서 해당 문양을 찾아 같은 색으로 도안을 칠해 보세요.

53

★ 사자성어 '雨後竹筍(우후죽순)'을 써 보세요.

雨後竹筍
우 후 죽 순

'비가 온 뒤에 여기저기 솟는 죽순'이라는 뜻으로, 어떤 일이 한때에 많이 발생함
예 요즘 **우후죽순**으로 생겨나는 카페들

雨	後	竹	筍
비 우	뒤 후	대 죽	죽순 순
雨	後	竹	筍
비 우	뒤 후	대 죽	죽순 순
雨	後	竹	筍
비 우	뒤 후	대 죽	죽순 순
雨	後	竹	筍
비 우	뒤 후	대 죽	죽순 순

54

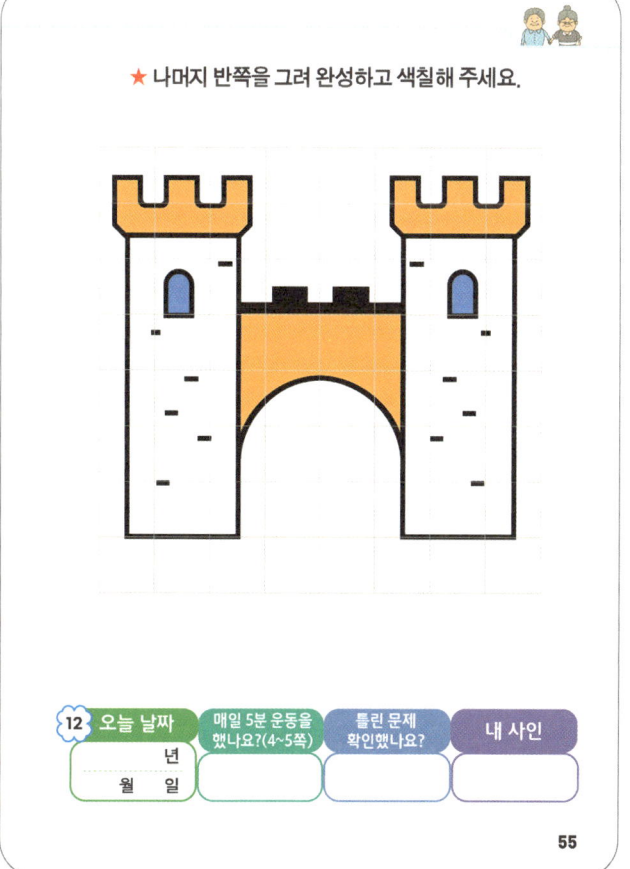

★ 나머지 반쪽을 그려 완성하고 색칠해 주세요.

| 12 오늘 날짜 년 월 일 | 매일 5분 운동을 했나요?(4~5쪽) | 틀린 문제 확인했나요? | 내 사인 |

55

13회 정답

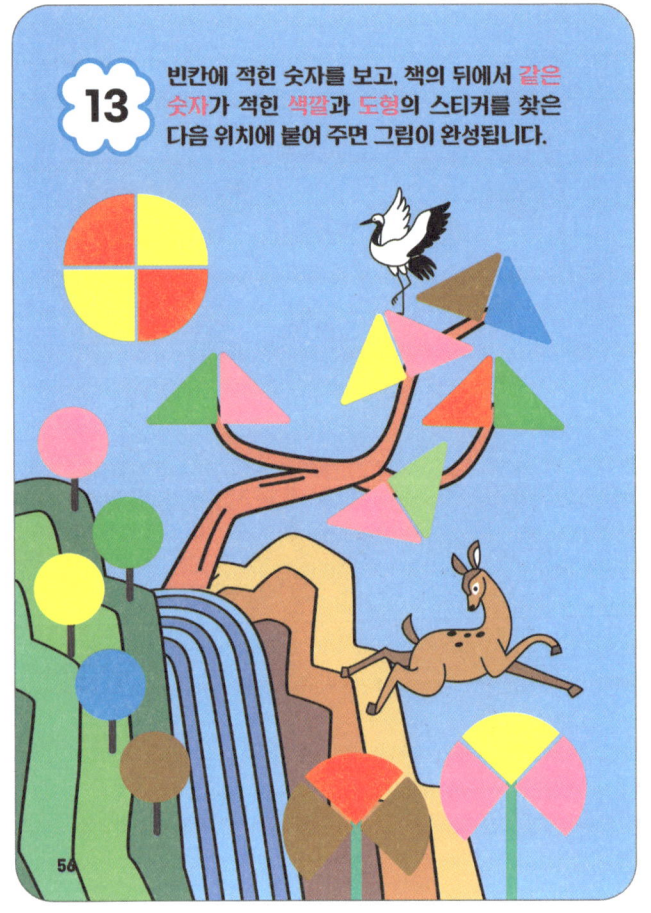

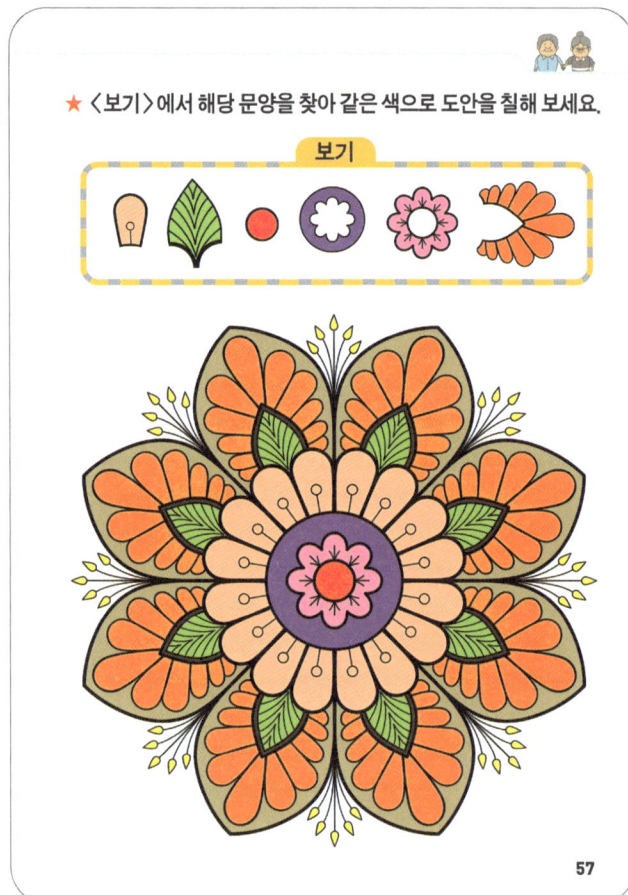

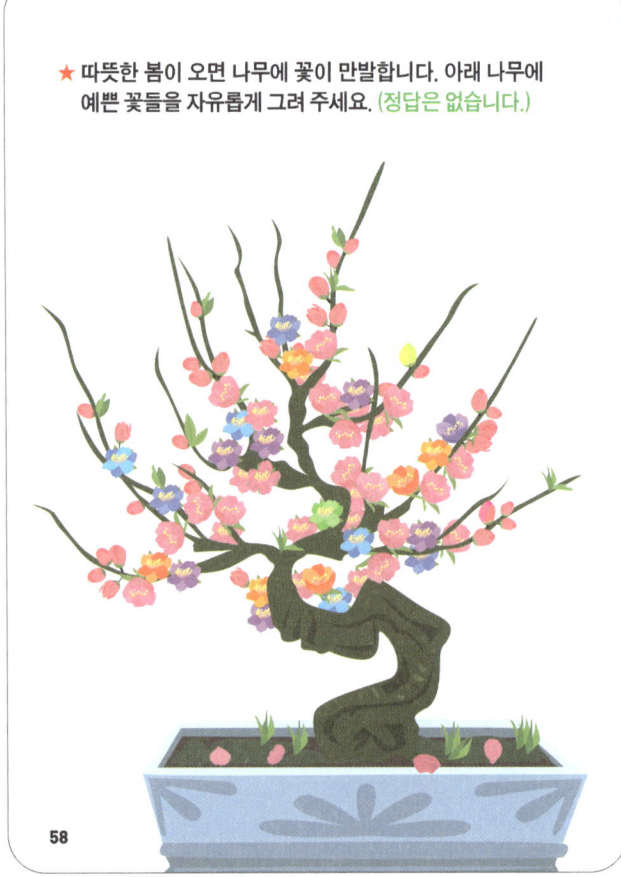

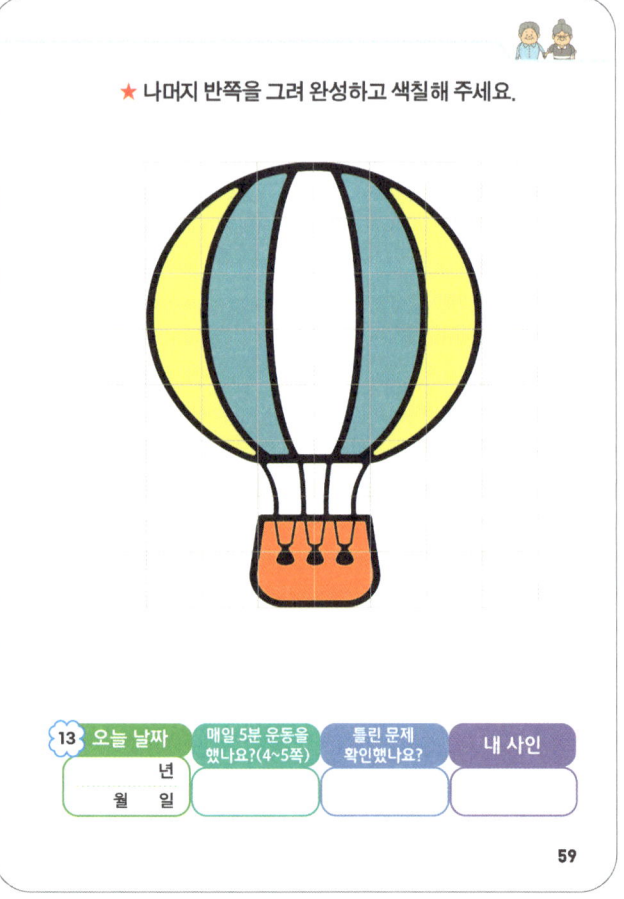

14회 정답

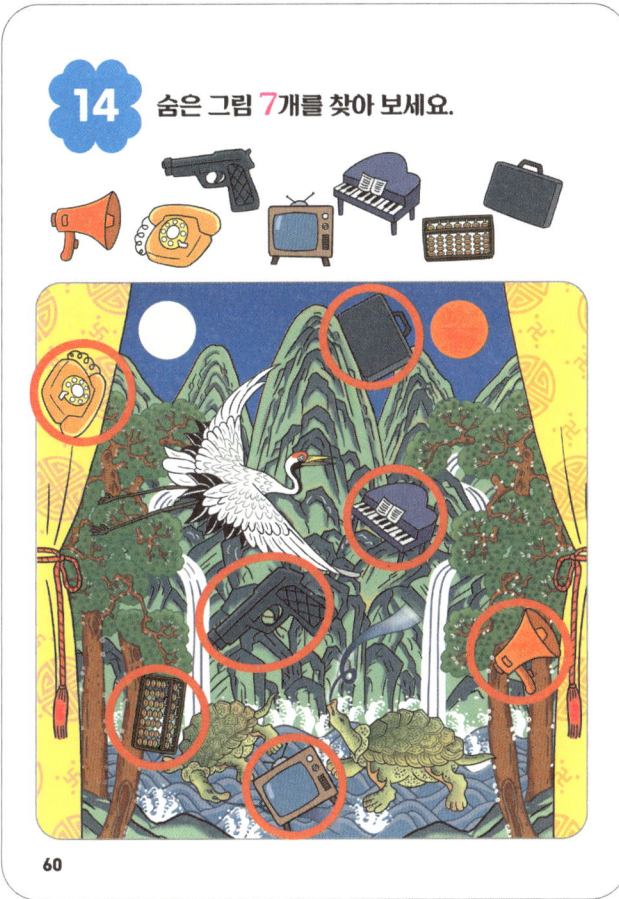

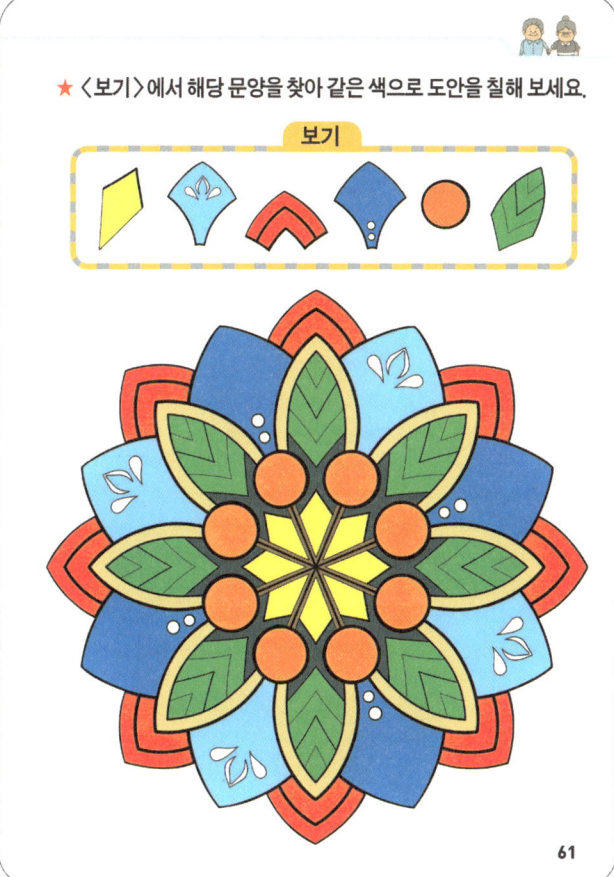

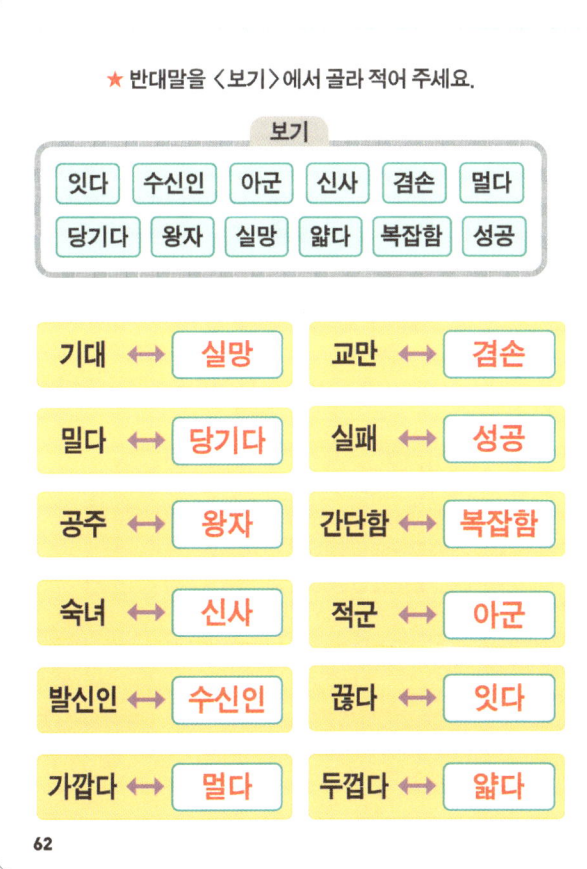

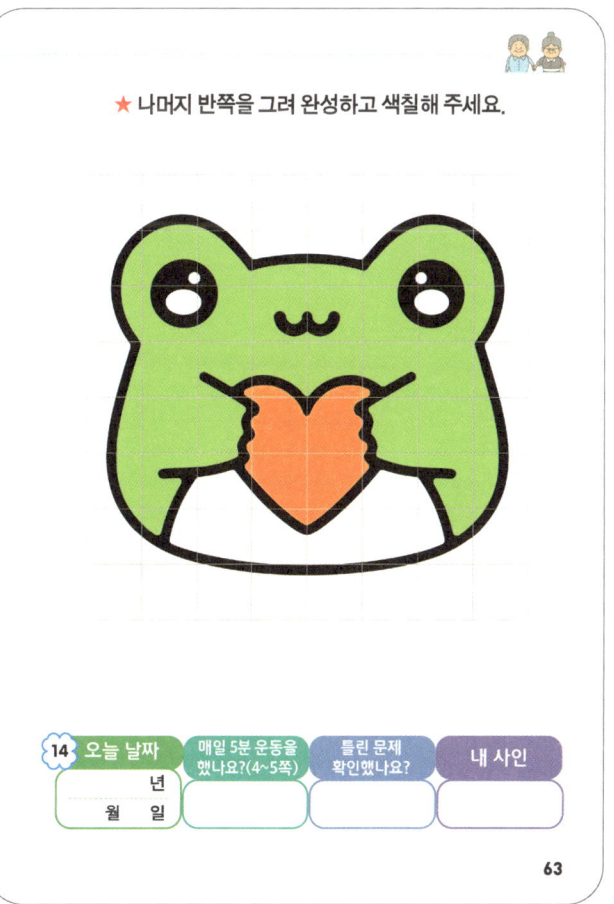

15회 정답

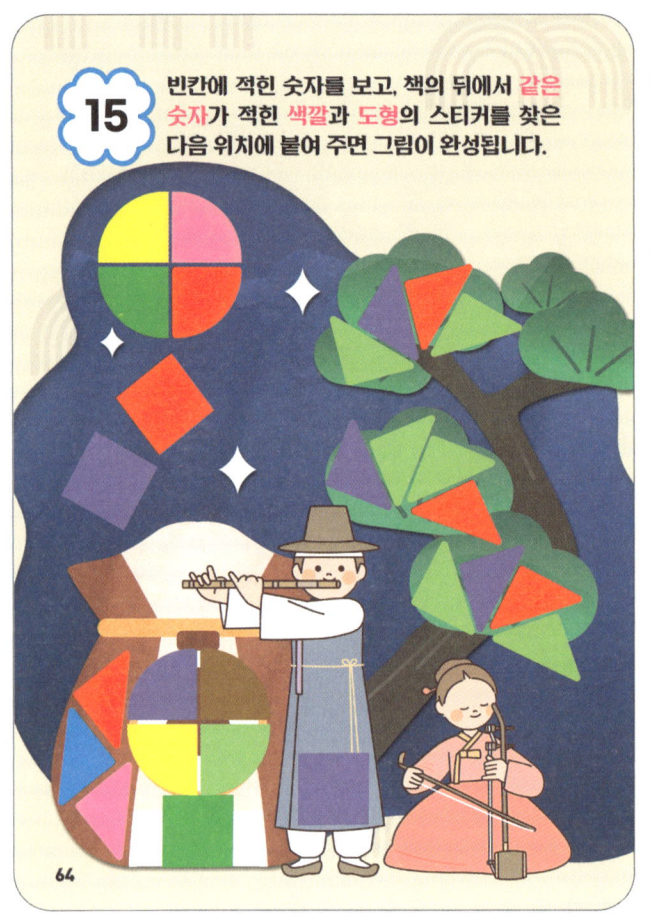

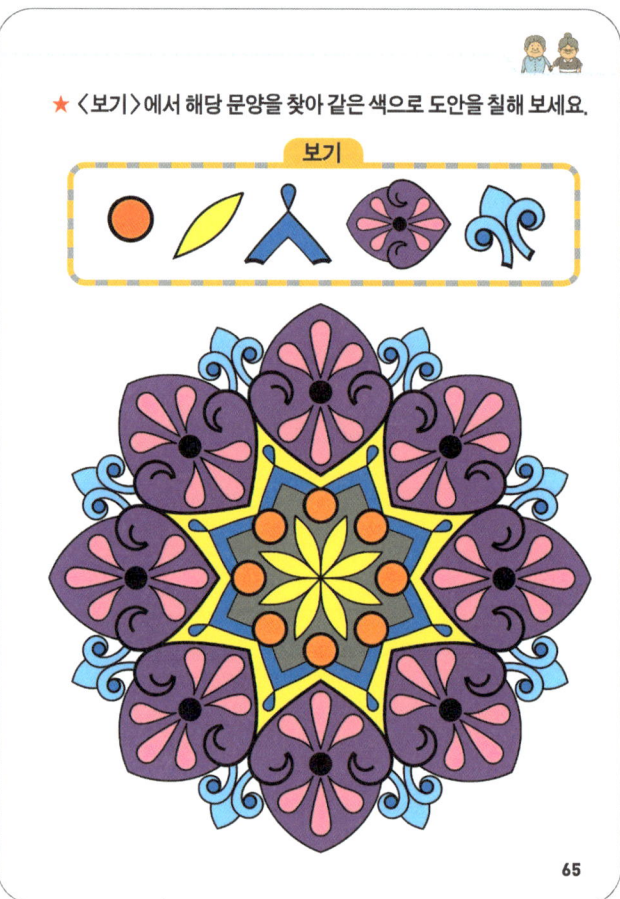

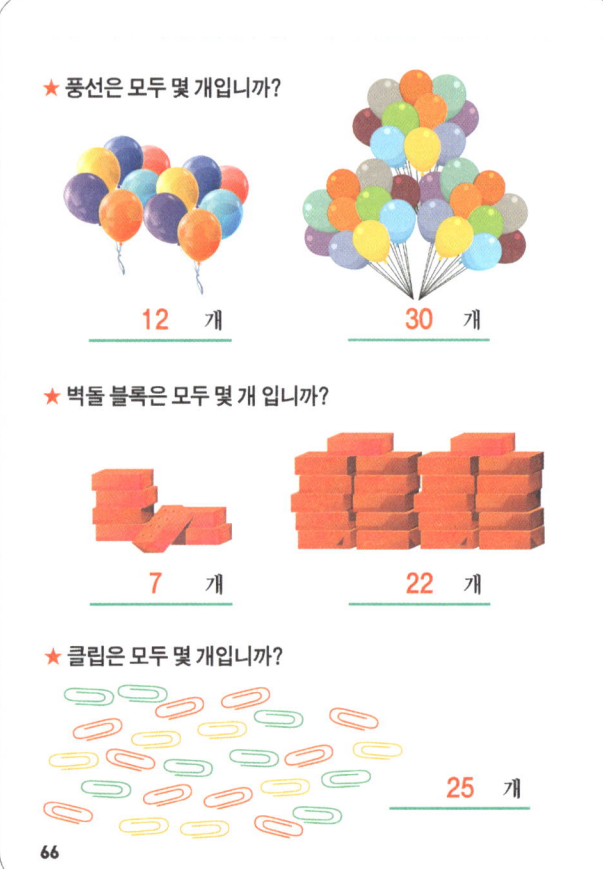

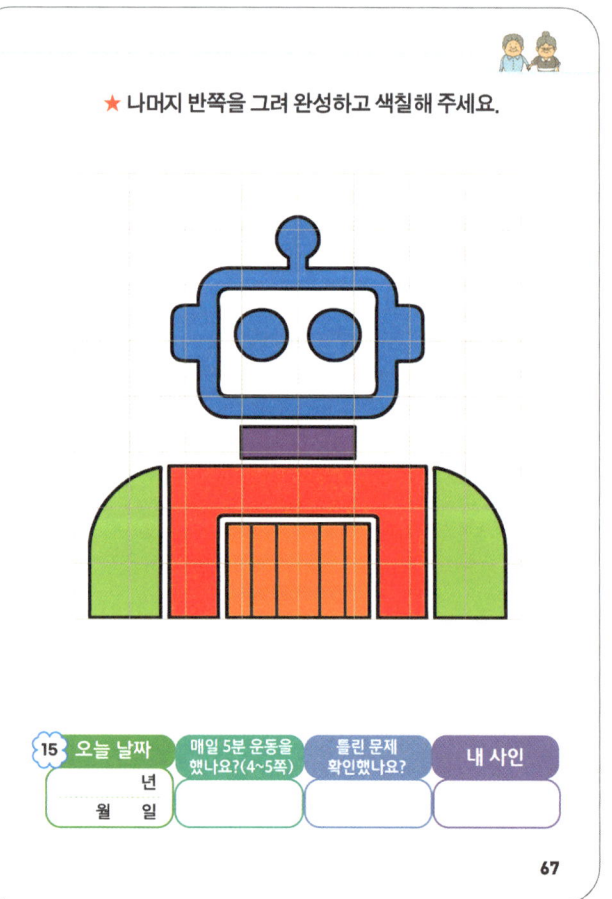

16회 정답

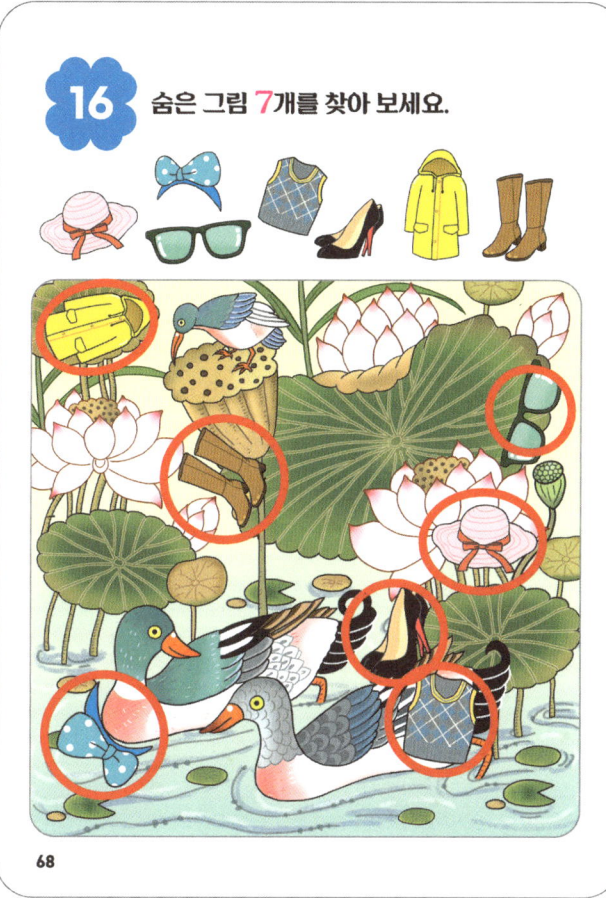

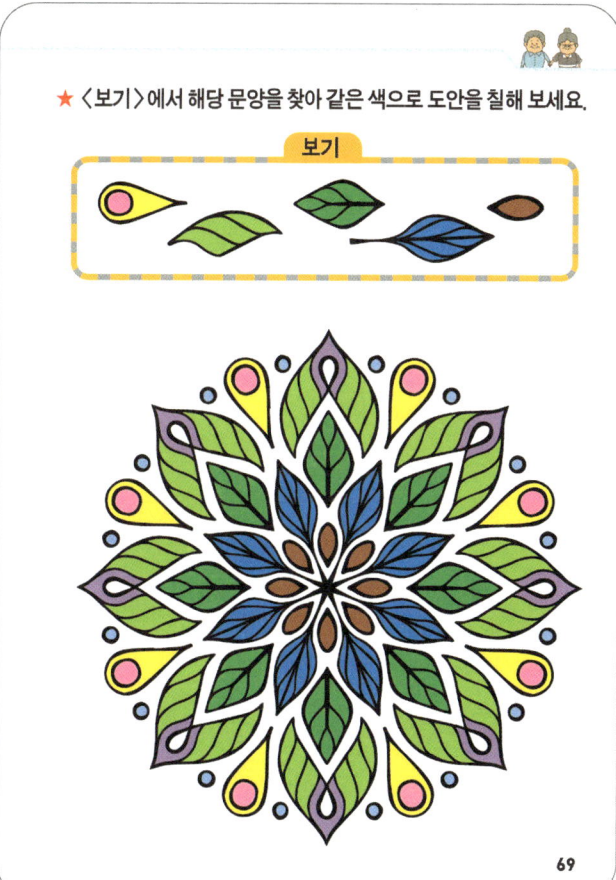

★ 사자성어 '白骨難忘(백골난망)'을 써 보세요.

白骨難忘
백 골 난 망

'죽어서 백골이 되어도 잊을 수 없다'는 뜻으로, 남에게 큰 은덕을 입었을 때의 고마움
예 목숨을 구해 주셨으니 은혜가 **백골난망**이오.

白	骨	難	忘
흰 **백**	뼈 **골**	어려울 **난**	잊을 **망**
白	骨	難	忘
흰 **백**	뼈 **골**	어려울 **난**	잊을 **망**
白	骨	難	忘
흰 **백**	뼈 **골**	어려울 **난**	잊을 **망**
白	骨	難	忘
흰 **백**	뼈 **골**	어려울 **난**	잊을 **망**

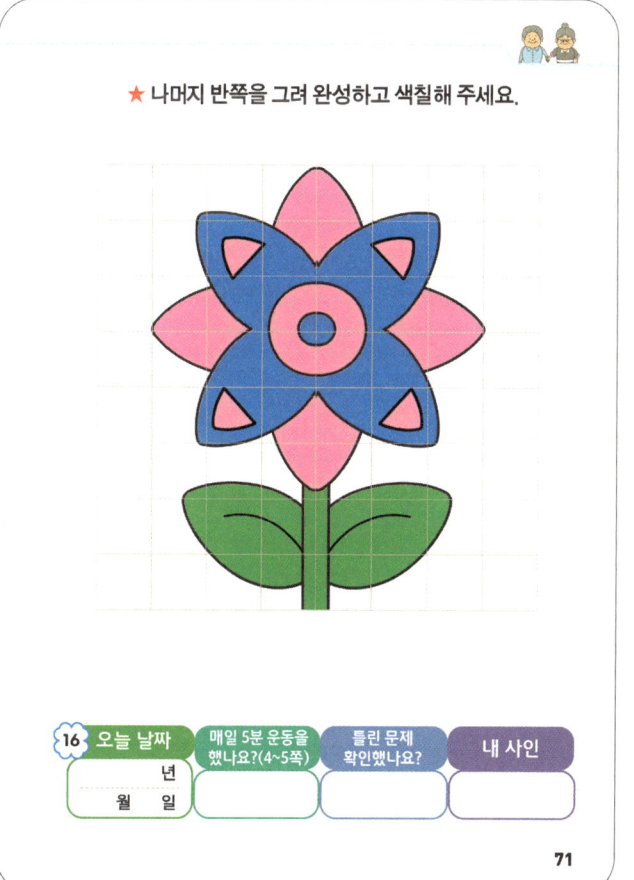

17회 정답

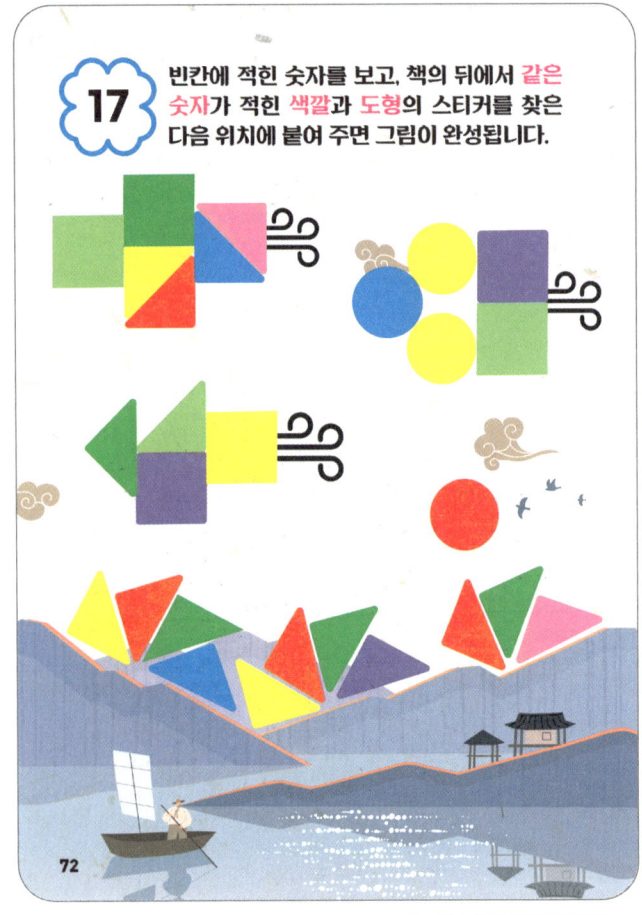

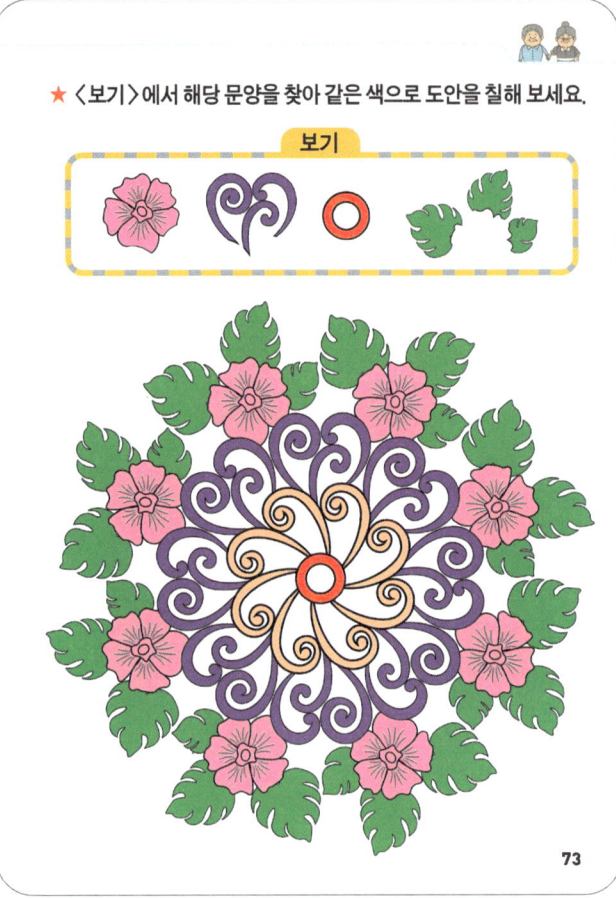

★ 다섯고개 퀴즈를 맞혀보세요.

① 유네스코 세계문화유산으로 지정되어 있습니다.
② 임진왜란 때 불에 탔으나 1867년 흥선대원군에 의해 중건되었습니다.
③ 정문이 광화문이고, 안에 근정전, 경회루 등이 있습니다.
④ 이름은 복을 기원하고, 경사스러운 일이 생기기를 바란다는 뜻을 담고 있습니다.
⑤ 조선왕조의 첫째 왕궁입니다.

정답: **경복궁**

① 우리나라 국보입니다.
② 선덕여왕 때에 세워졌습니다.
③ 경상북도 경주시에 있습니다.
④ 돌을 다듬어 쌓았습니다.
⑤ 동양에서 가장 오래된 천문대(별을 관찰하는 기능)입니다.

정답: **첨성대**

★ 나머지 반쪽을 그려 완성하고 색칠해 주세요.

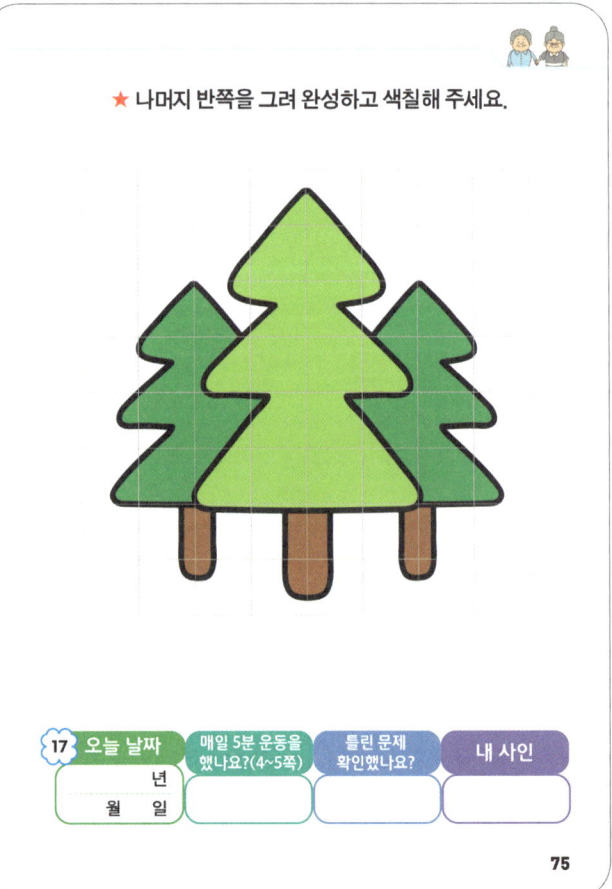

18회 정답

숨은 그림 **7**개를 찾아 보세요.

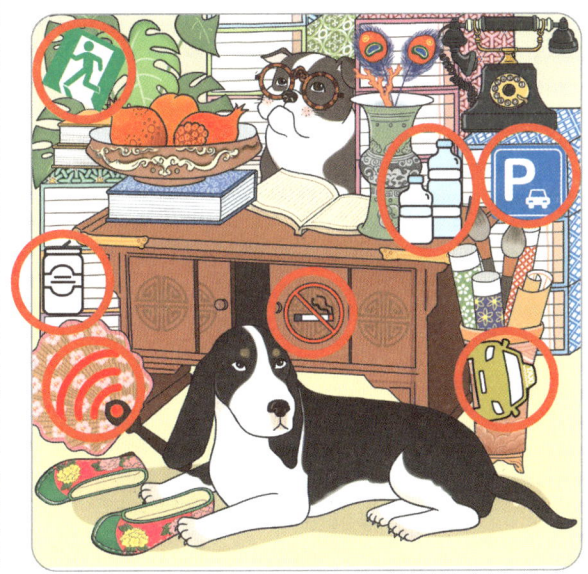

★ 〈보기〉에서 해당 문양을 찾아 같은 색으로 도안을 칠해 보세요.

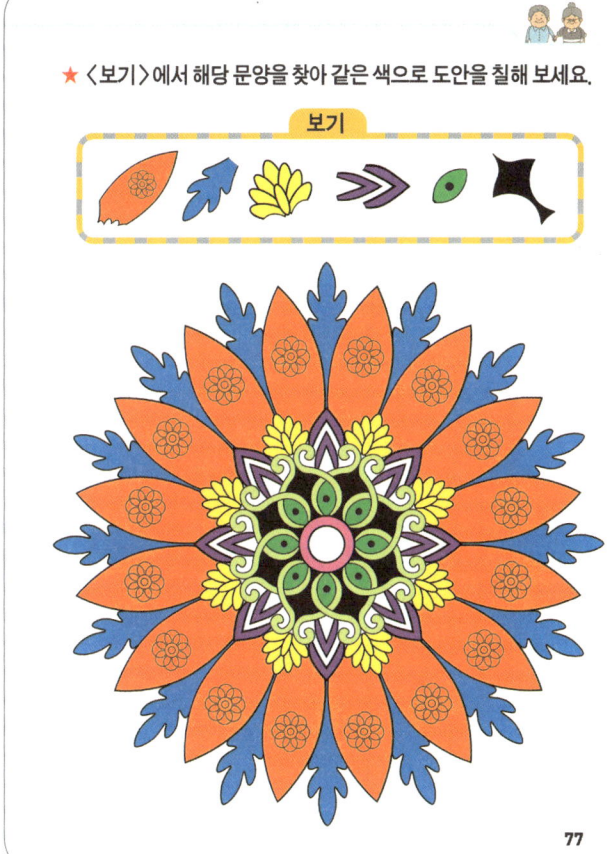

★ 네모 칸 안에 알맞은 단어를 넣어 속담을 완성하세요.

① 구 슬 이 서 말이라도 꿰어야 보 배
(훌륭하고 좋은 것도 잘 다듬어 쓸모 있게 만들어야 값어치가 있다는 말입니다.)

② 먼 사 촌 보다 가까운 이 웃 이 낫다
(이웃끼리 가깝게 지내다 보면 멀리 있는 친척보다 서로 도우며 친하게 지내게 된다는 말입니다.)

③ 설 마 가 사람 잡는다
(그럴 리 없을 것이라 생각하고 마음을 놓고 있다가 탈이 난다는 뜻입니다.)

④ 금강산도 식 후 경
(아무리 신나는 일이라도 배가 불러야 즐겁지 배가 고픈 상태에서는 아무 일도 할 수 없습니다.)

⑤ 까마귀 날자 배 떨어진다
(어떤 일을 한 때 공교롭게도 그 때가 같아 어떤 관계가 있는 것처럼 의심을 받게 될 때 쓰는 속담입니다.)

★ 나머지 반쪽을 그려 완성하고 색칠해 주세요.

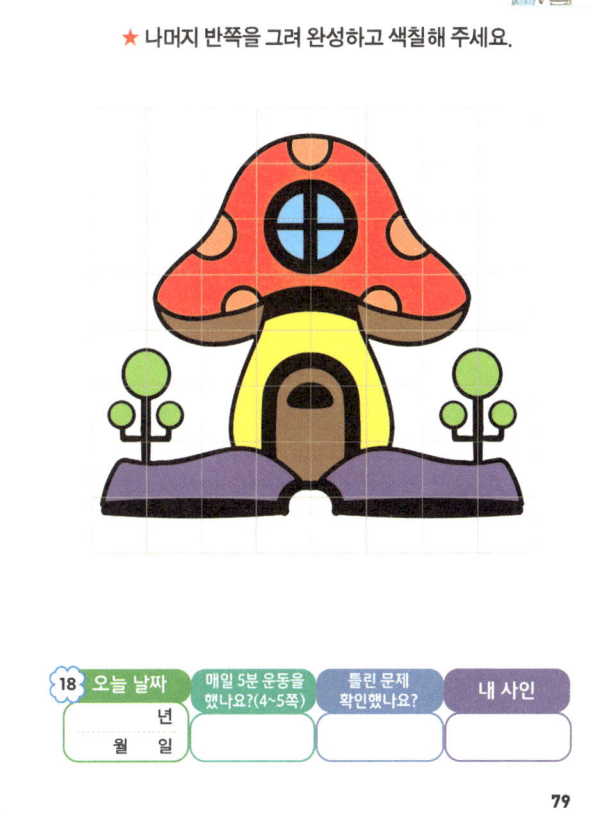

107

19회 정답

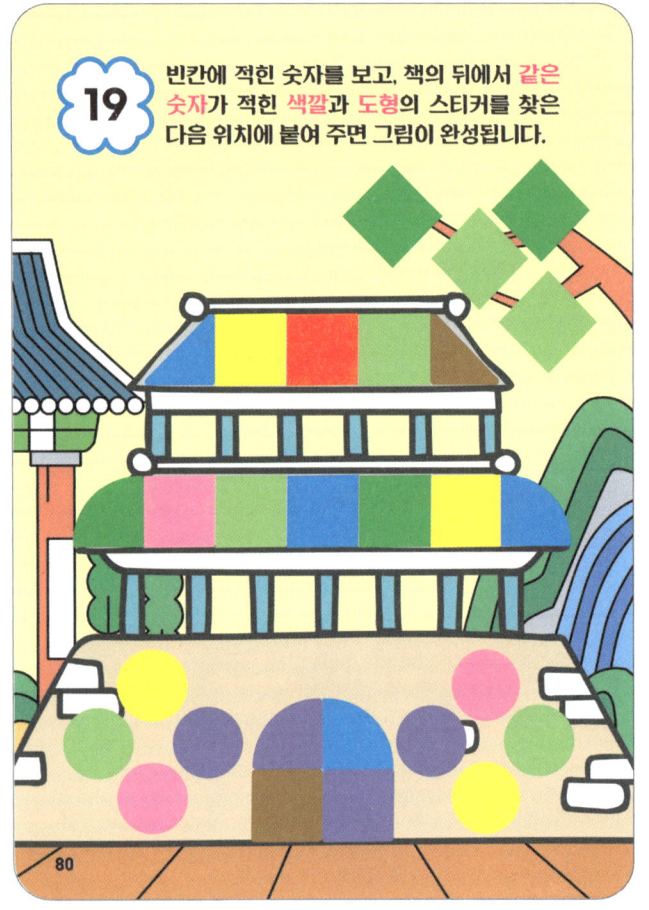

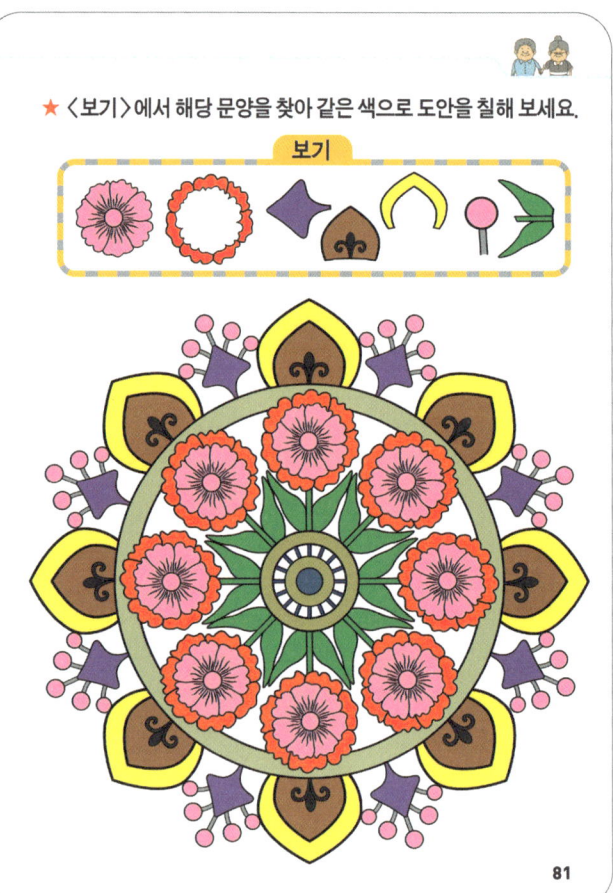

★ 0부터 8씩 커지는 수를 이어 따라가면서 네모 칸에 색칠해 주세요.

0	6	3	12	85	30
8	33	19	22	52	76
16	**24**	29	**72**	**80**	**88**
38	**32**	**46**	**64**	**78**	**96**
54	**40**	**48**	**56**	59	**104**
200	70	111	123	98	**112**
192	**188**	**182**	**136**	**128**	**120**
184	141	**152**	**144**	129	115
176	**168**	**160**	162	150	198

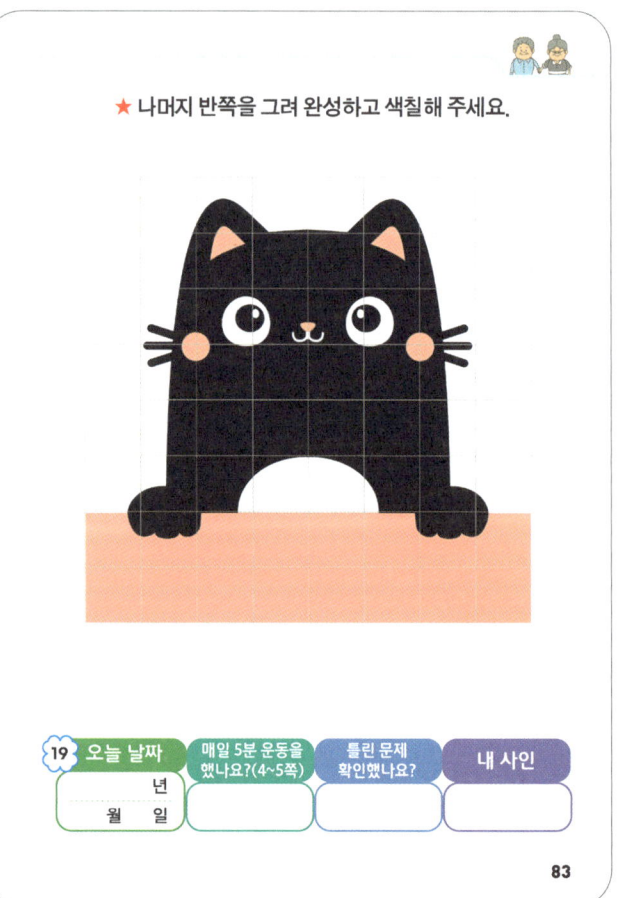

20회 정답

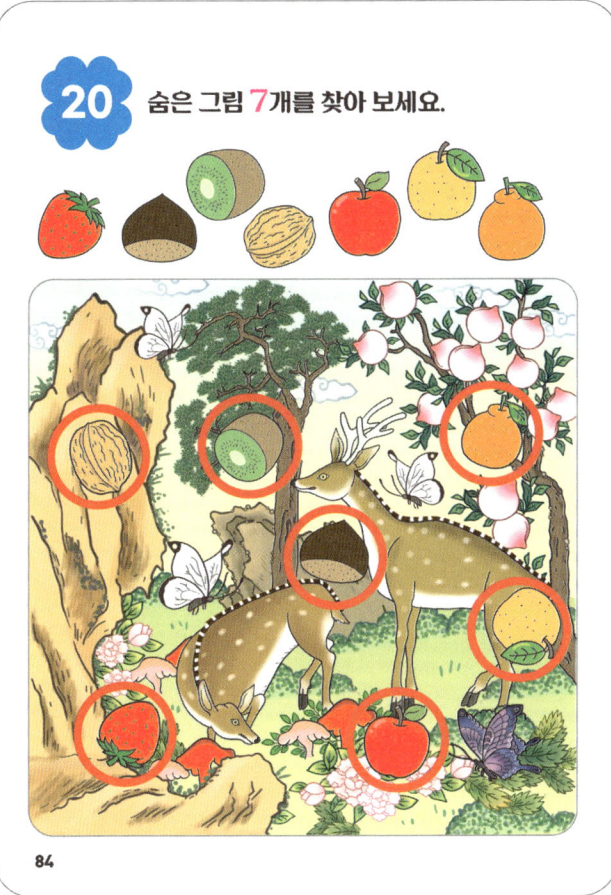

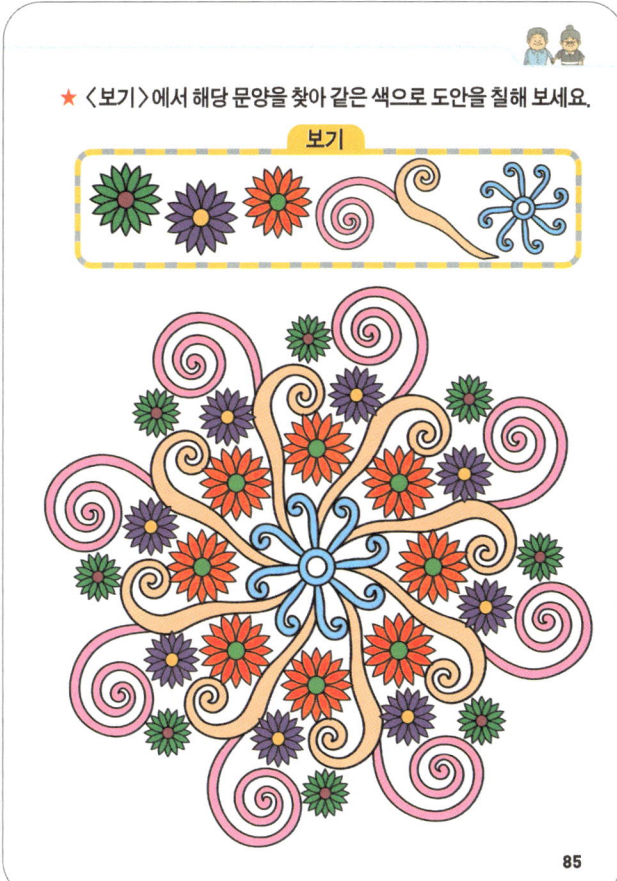

★ 사자성어 '是是非非(시시비비)'을 써 보세요.

是 是 非 非
시 시 비 비

여러 가지의 잘잘못
예 시시비비를 가려 보자.

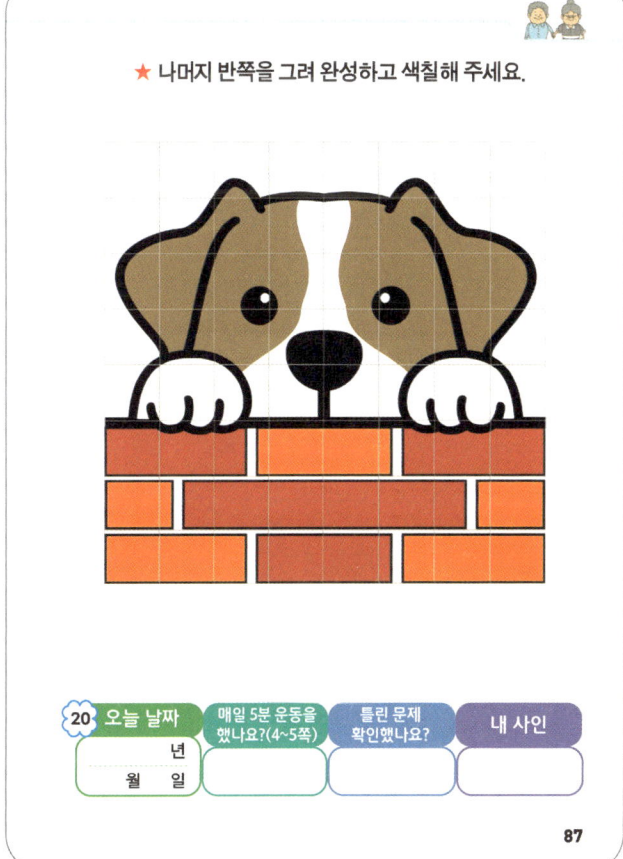

연세 많은 어르신

숨은그림찾기를 좋아하는 어르신

스티커 붙이기를 좋아하는 어르신

경중 치매 진단을 받은 어르신에게도 도움이 됩니다.

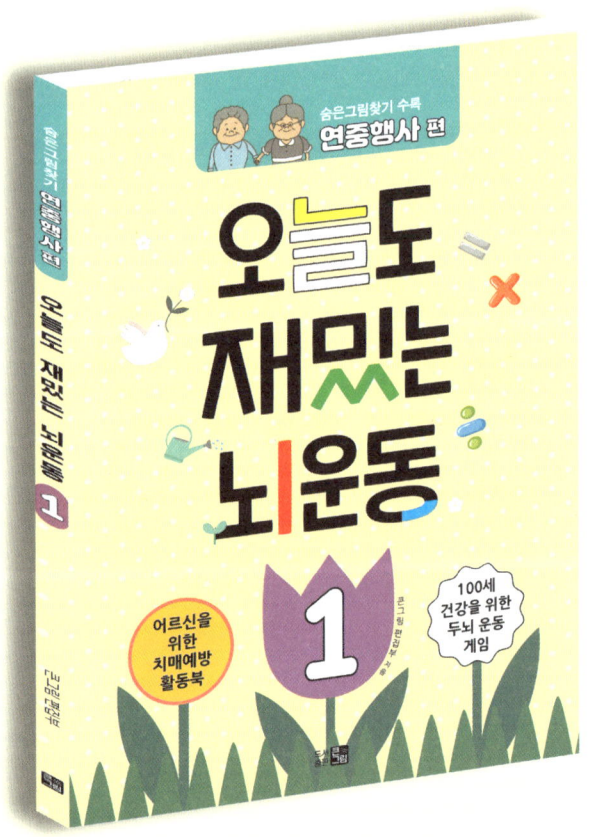

숨은그림찾기 : 연중행사 편

치매 예방을 위한
오늘도 재밌는 뇌운동 ❶

- 다른그림찾기 10편
- 숨은그림찾기 10편
  (김장, 설날, 입학식, 벚꽃 놀이, 단오, 여름휴가,
  생일잔치, 전통 혼례, 단풍놀이, 크리스마스)
- 십자말풀이 10편
- 수 계산하기 12편
- 아름다운 시 따라 쓰기 3편

정가 8,500원

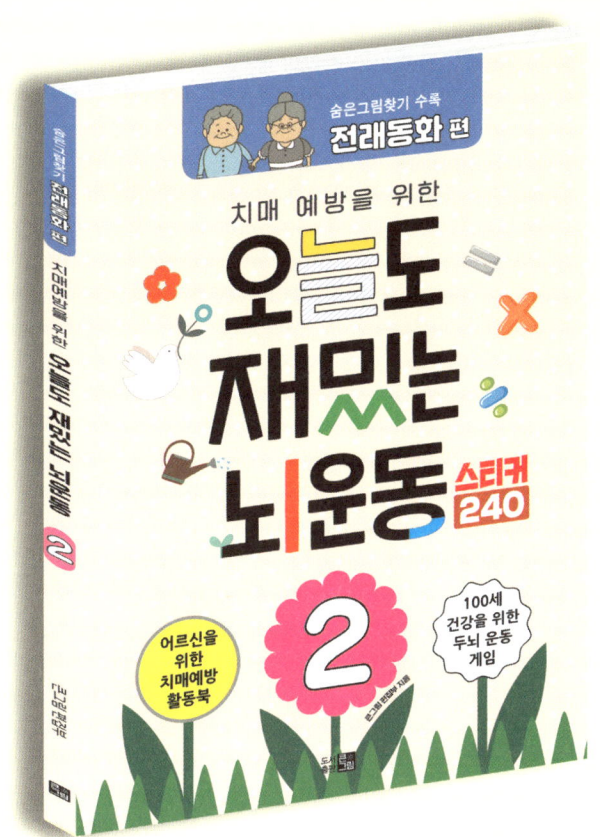

숨은그림찾기 : 전래동화 편

치매 예방을 위한
오늘도 재밌는 뇌운동 ❷

- 숨은그림찾기 10편
  (단군 신화, 토끼전, 흥부전, 해와 달이 된 오누이, 춘향전, 금도끼 은도끼, 콩쥐팥쥐, 심청전, 자린고비, 견우와 직녀)
- 스티커 붙이기 10편
- 십자말풀이, 길 찾기, 수 계산하기, 색칠하기, 끝말잇기, 아름다운 시 따라 쓰기 등

정가 10,000원

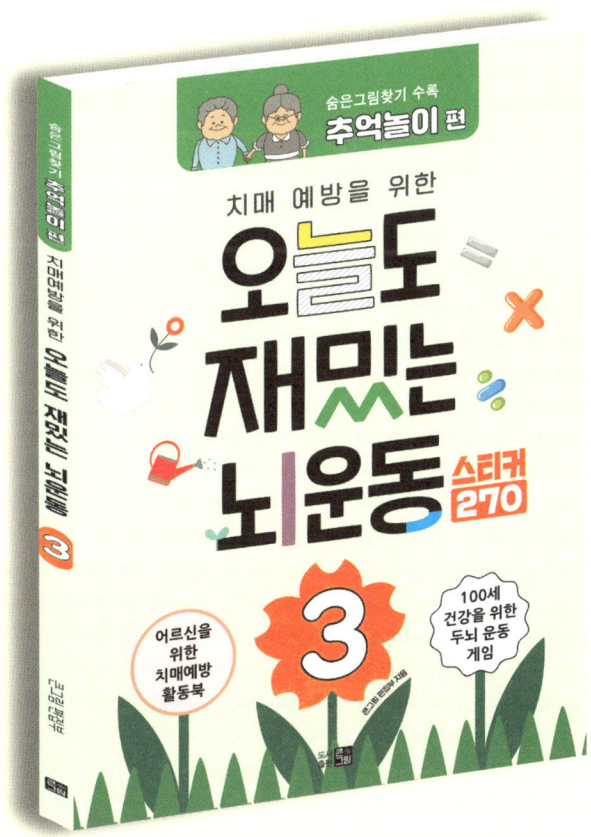

숨은그림찾기 : 추억놀이 편

치매 예방을 위한
오늘도 재밌는 뇌운동 ❸

- 숨은그림찾기 10편
  (무궁화 꽃이 피었습니다, 말뚝박기, 구슬치기, 숨바꼭질, 고무줄놀이, 돌차기, 딱지치기, 공기놀이, 수건돌리기, 보물찾기)
- 스티커 붙이기 10편
- 점 잇기, 그림 조각 맞추기, 색칠하기, 그림자 찾기, 끝말잇기, 나머지 반쪽 그리기, 아름다운 시 따라 쓰기, 십자말풀이, 수 계산하기 등

정가 10,000원

치매 예방을 위한
오늘도 재밌는 뇌운동 — 현대민화

초판 발행 · 2025년 3월 17일

지은이 큰그림 편집부
숨은그림 유선영
펴낸이 이강실
펴낸곳 도서출판 큰그림
등 록 제2018-000090호
주 소 서울시 마포구 양화로 133 서교타워 1703호
전 화 02-849-5069
팩 스 02-6004-5970
이메일 big_picture_41@naver.com

기 획 이강실
교정교열 김선미
디 자 인 예다움
인쇄와 제본 미래피앤피

가 격 12,000원
ISBN 979-11-90976-33-6 (13710)

- 잘못된 책은 구입한 서점에서 바꿔 드립니다.
- 이 책의 저작권은 도서출판 큰그림에 있으므로 실린 글과 그림을 무단으로 복사, 복제, 배포하는 것은 저작권자의 권리를 침해하는 것입니다.

절취선

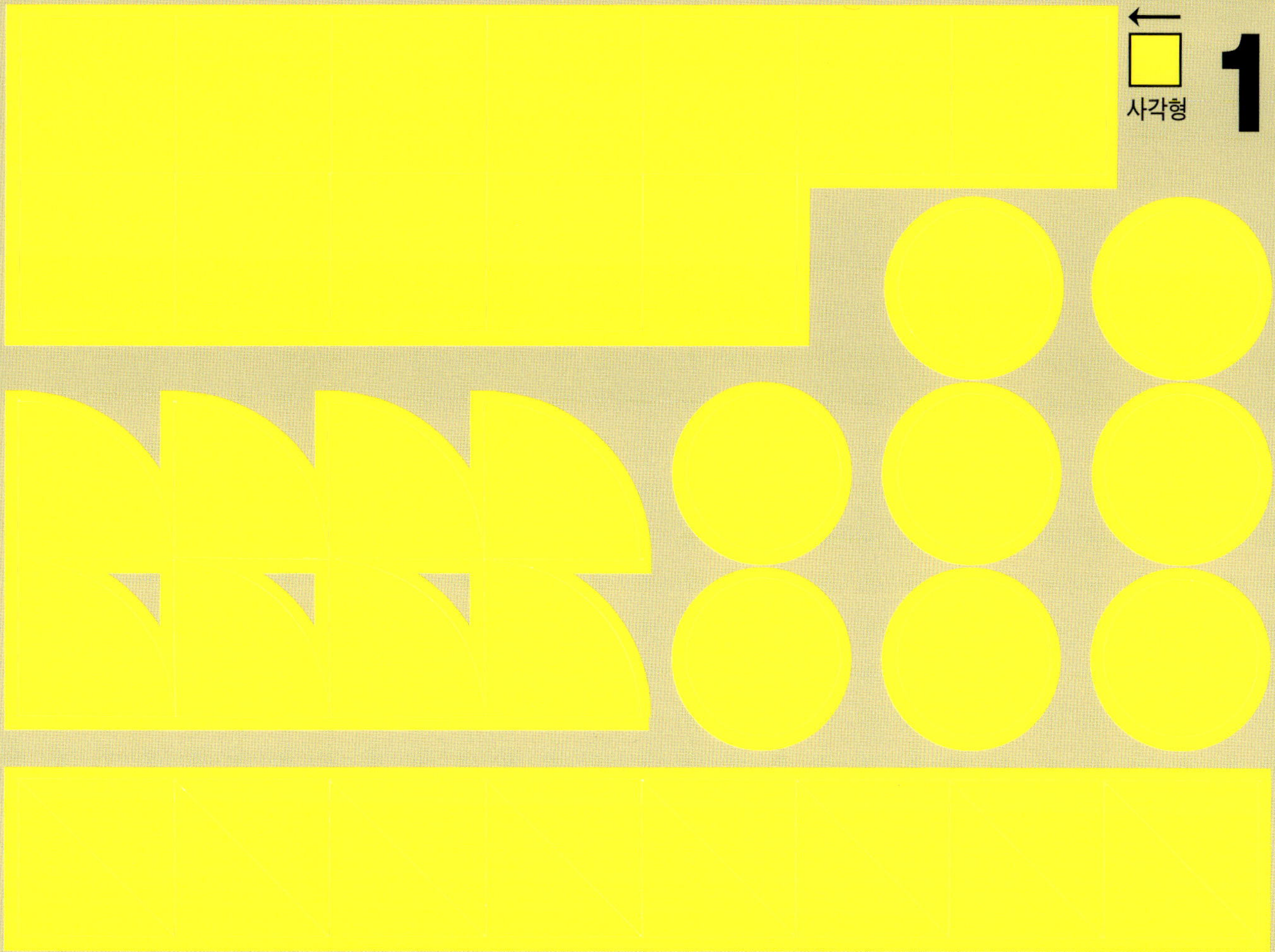

← 사각형 **1**

↑ 삼각형

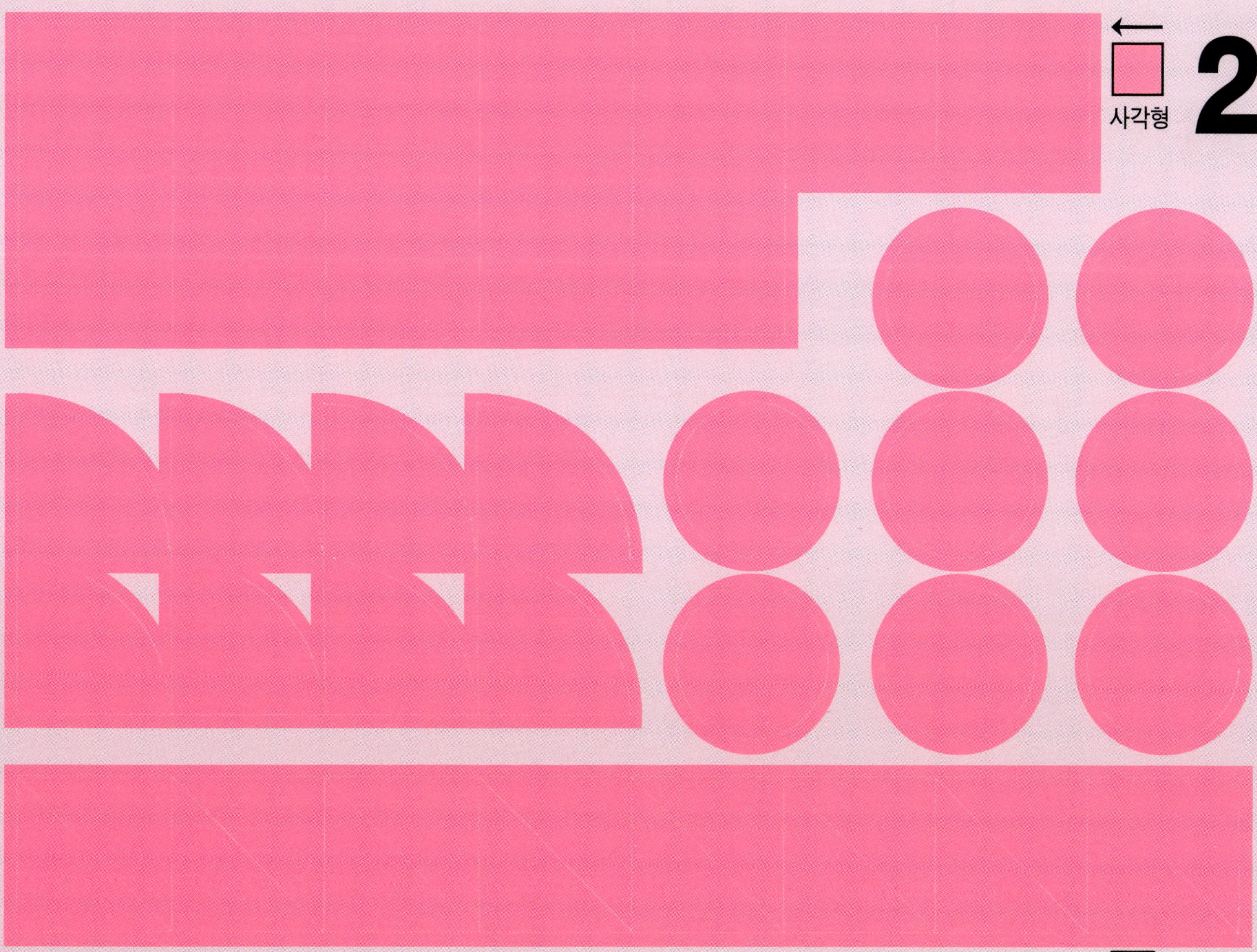

절취선

← 사각형 **2**

↑ 삼각형

사각형 3
삼각형

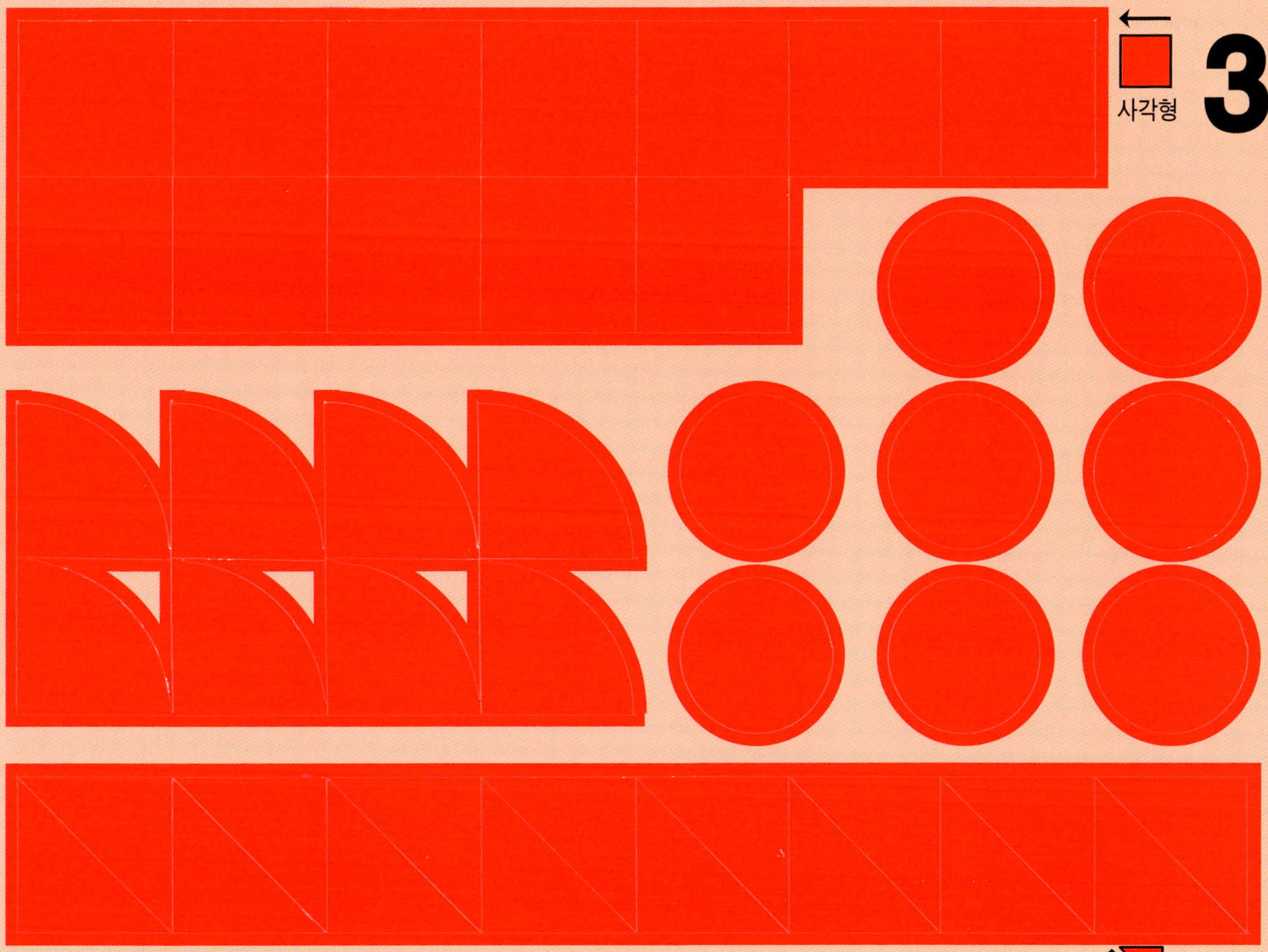

사각형 4
삼각형

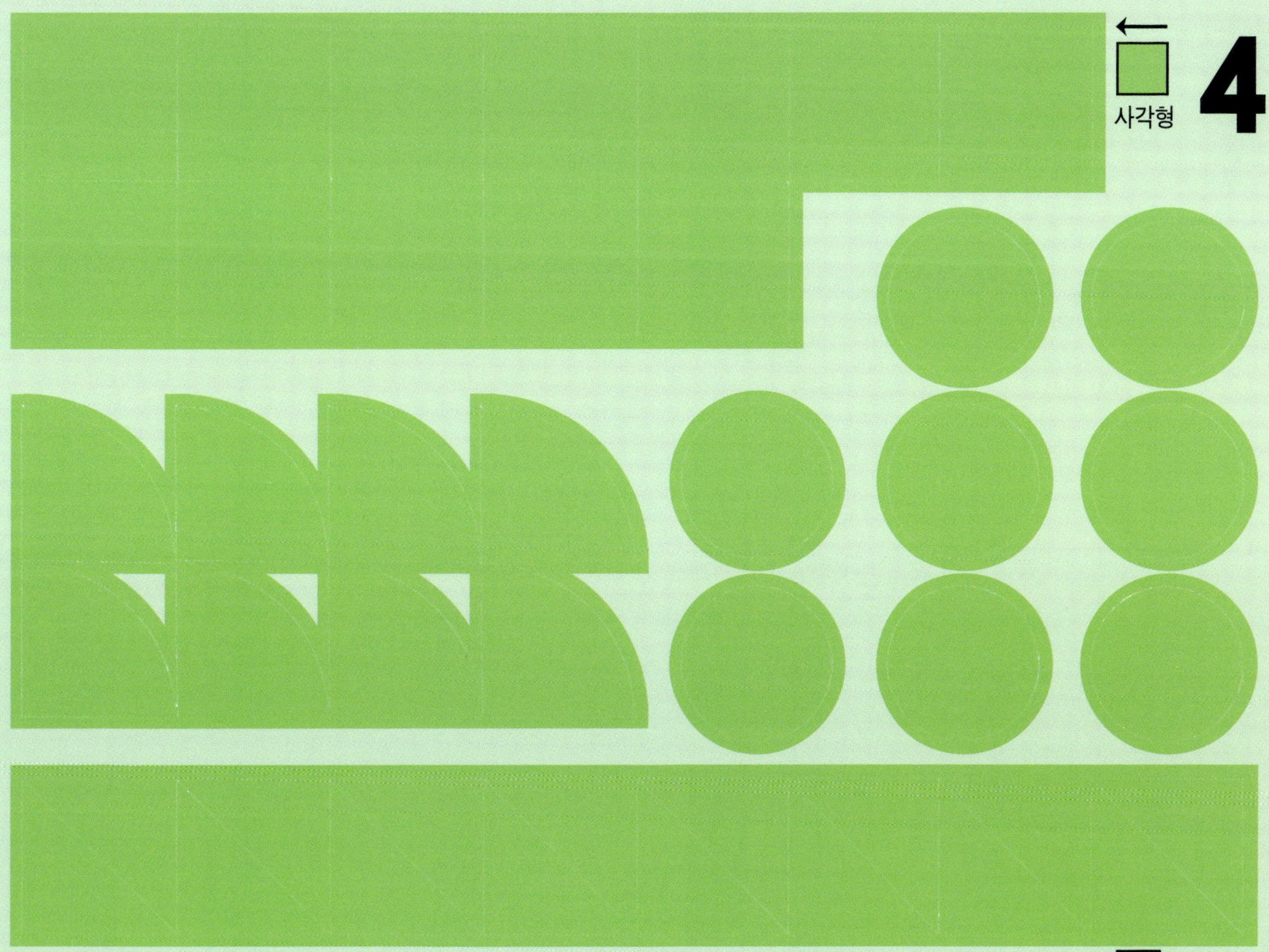

절취선

절취선

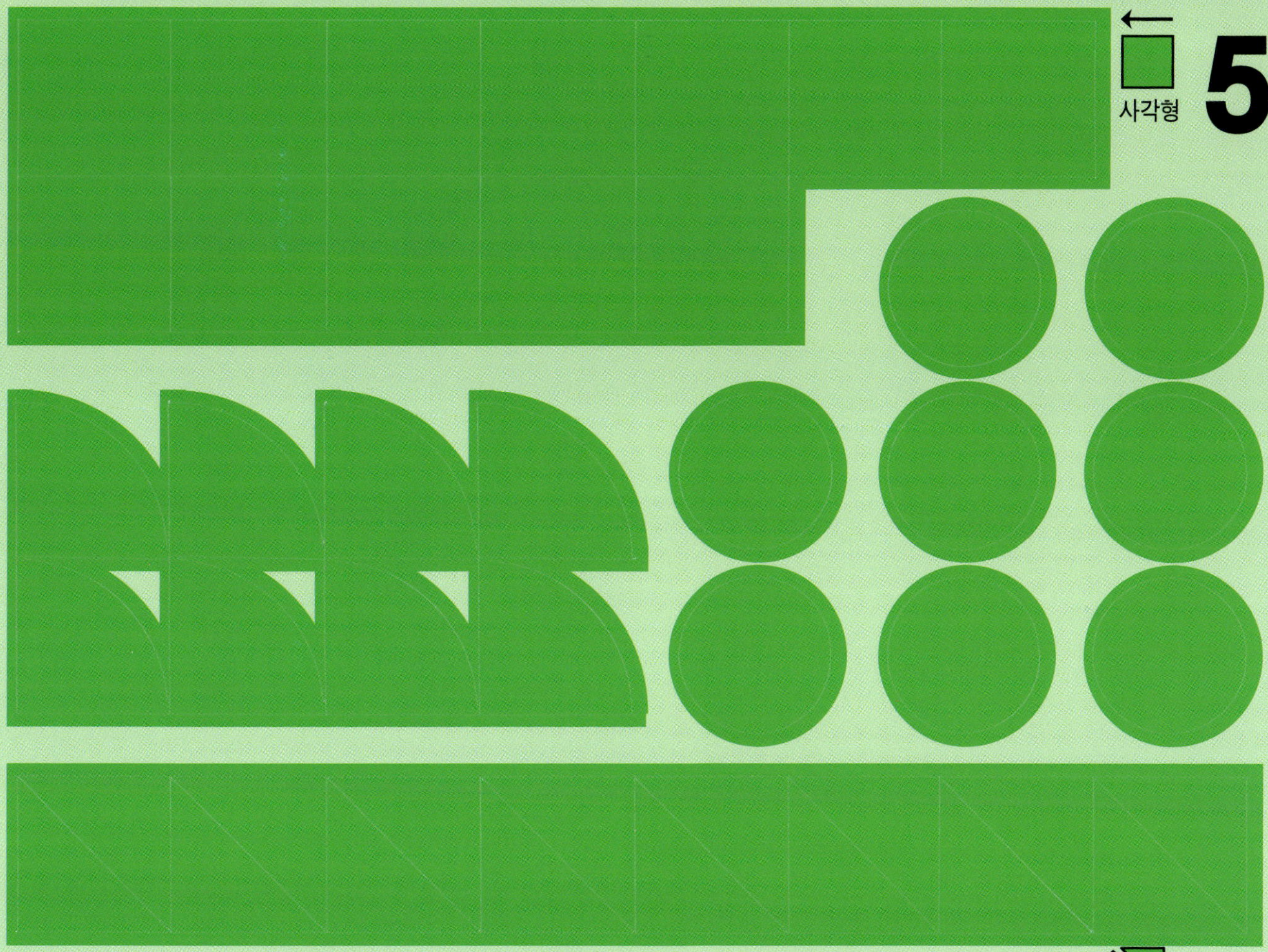

← 사각형
5
사각형

↑ 삼각형

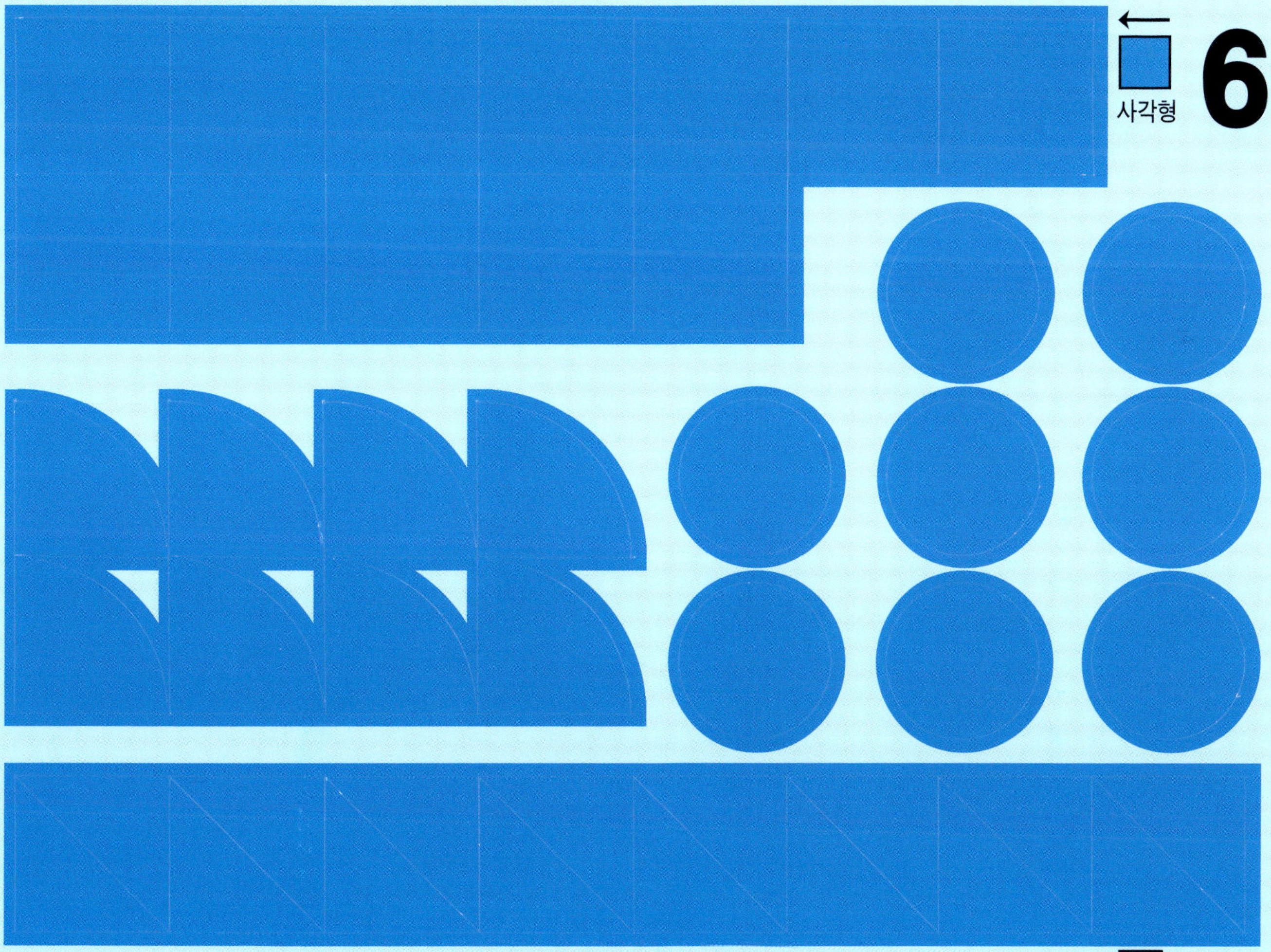

← 사각형
6
사각형

↑ 삼각형

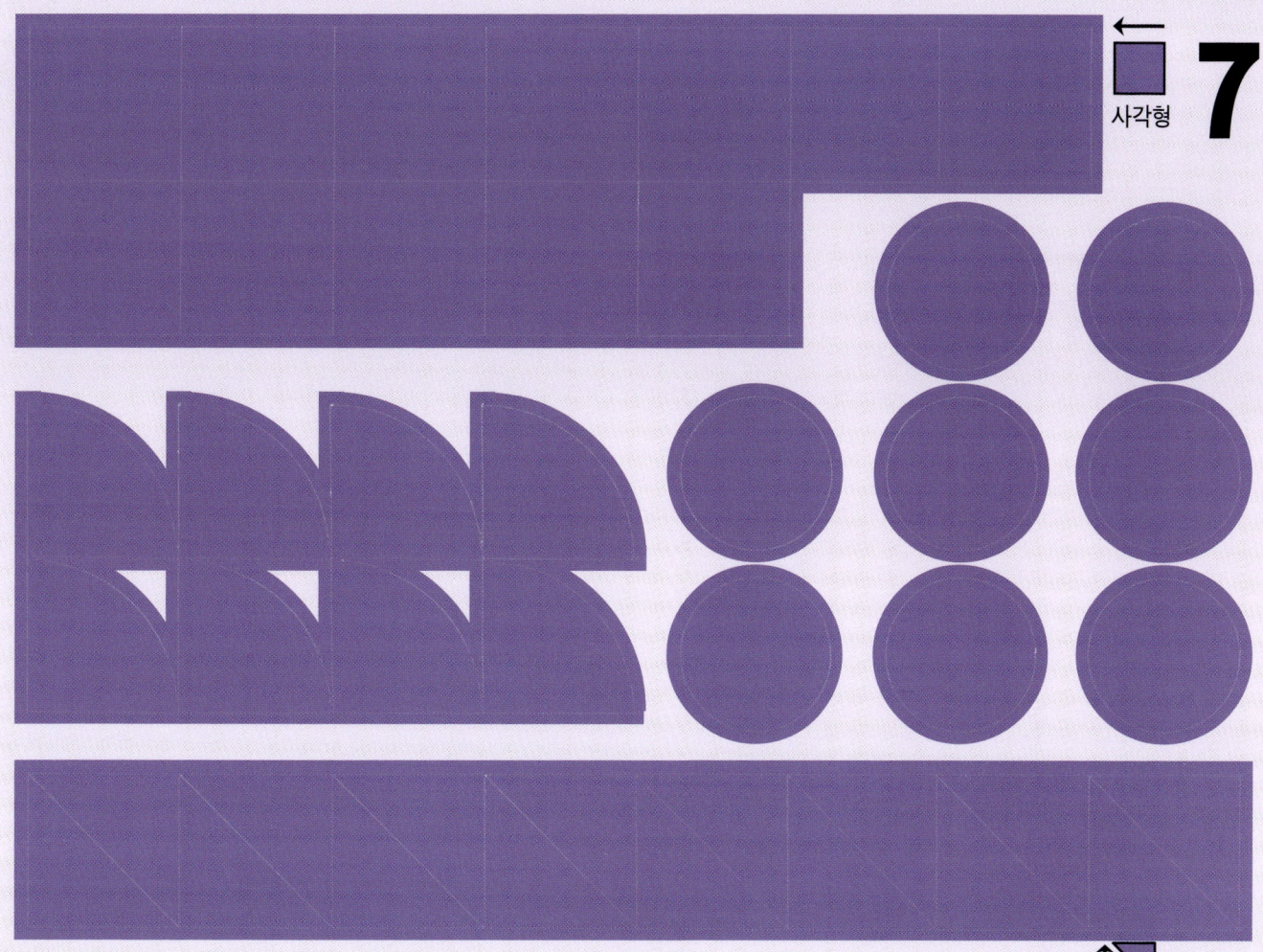